AF468971

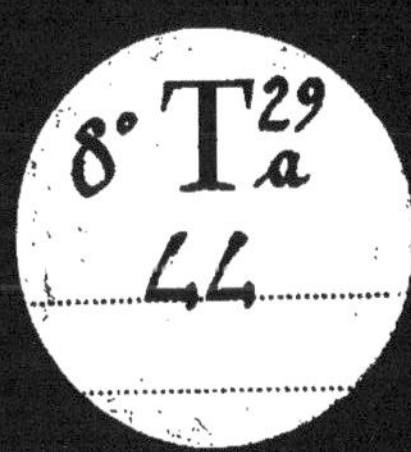
8° T^29 a
44

ÉTUDE ANATOMIQUE

DES

VEINES DE LA TÊTE ET DU COU

(Système de la Veine cave supérieure)

APPLICATIONS PHYSIOLOGIQUES ET MÉDICO-CHIRURGICALES

PAR

LE DOCTEUR F. LABALETTE,

Ancien Aide d'anatomie à la Faculté.

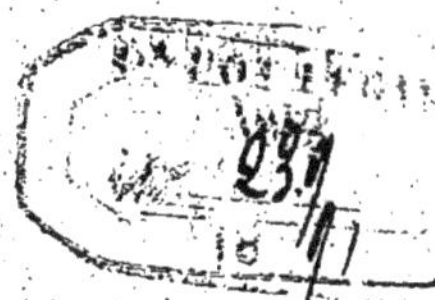

AVEC 5 FIGURES EN NOIR ET EN COULEURS DANS LE TEXTE.

LILLE

IMPRIMERIE L. DANEL.

1891.

ETUDE ANATOMIQUE

DES

VEINES DE LA TÊTE ET DU COU

(Système de la Veine cave supérieure)

APPLICATIONS PHYSIOLOGIQUES ET MÉDICO-CHIRURGICALES

PAR

LE DOCTEUR F. LABALETTE,

Ancien Aide d'Anatomie à la Faculté.

AVEC 5 FIGURES EN NOIR ET COULEURS DANS LE TEXTE.

LILLE,

IMPRIMERIE L. DANEL

1891.

A LA MÉMOIRE DE MA MÈRE.

A MON PÈRE.

A MA SŒUR.

A MES PARENTS.

A MES AMIS.

A MON EXCELLENT MAITRE

ET

PRÉSIDENT DE THÈSE

MONSIEUR LE DOCTEUR DEBIERRE,

Professeur d'Anatomie à la Faculté.

A TOUS MES MAITRES.

INTRODUCTION.

Notre but, en abordant cette étude, a été avant tout de faire ressortir l'étroite solidarité qui existe, aux points de vue anatomique, physiologique et pathologique, entre la circulation veineuse endocrânienne et la circulation exocrânienne. Dans un premier chapitre, nous avons étudié successivement les sinus crâniens, les veines extérieures du crâne et les veines du cou; nous avons cherché à montrer les connexions intimes qui unissent entre eux ces différents territoires veineux. Pour cela, nous nous sommes appuyé sur le résultat de nos recherches personnelles; nos dissections ont porté sur une quarantaine de sujets adultes; la plupart des pièces figurent au musée d'anatomie de la Faculté. Dans un second chapitre, nous nous sommes arrêté sur quelques particularités intéressantes, propres à la circulation de la tête et du cou. Enfin, dans un troisième chapitre, nous avons passé en revue quelques applications médico-chirurgicales tirées de l'étude anatomique et physiologique des veines de la tête et du cou.

Ce travail a été fait sous la direction de M. le professeur Debierre. S'il peut avoir quelque valeur, c'est grâce à ses bons conseils et à son précieux enseignement : nous prions ce savant maître de recevoir ici l'expression de notre profonde gratitude pour la bienveillance qu'il nous a toujours témoignée.

Nous devons à l'excellent crayon de M. le docteur BERTAUX, prosecteur d'anatomie à la Faculté, et de M GAUDIER, aide d'anatomie, un certain nombre de dessins qui ornent ce travail; nous avons le plaisir de leur offrir le témoignage de notre reconnaissance. Nos remerciements s'adressent aussi à notre ami M. KOLPAKTCHI qui nous a prêté son bienveillant concours dans la lecture des mémoires étrangers.

Technique. — Nous ne dirons que quelques mots de la technique que nous avons suivie. Au lieu de nous servir constamment des injections de gélatine colorée, comme d'autres se sont bornés à le faire, nous avons employé alternativement les injections à la gélatine et les injections au suif et à la cire, mais en rendant ces dernières très pénétrantes par une proportion assez forte de térébenthine de Venise.

Ceci dit de la matière à injection, voici comment nous opérâmes sur les conseils du professeur DEBIERRE, notre maître, qui se sert couramment de la méthode. Ou bien, une fois les artères carotides injectées par leur embouchure dans le sinus de l'aorte, nous injections les veines de la tête en plaçant une canule à l'embouchure de la veine cave supérieure dans l'oreillette droite; ou bien, une fois la tête séparée du tronc, nous injections le système veineux de la tête et du cou par les jugulaires. — Dans cette dernière méthode qui donne d'excellents résultats et de très belles injections, nous opérons de la façon suivante : nous plaçons une canule dans chaque jugulaire interne et dans chaque jugulaire externe, et nous lavons à l'eau chaude le système veineux. Cela fait, nous suspendons la tête pendant quelque temps de façon à bien la laisser égoutter, puis nous lions les artères vertébrales et en bloc les grosses artères et veines musculaires; nous mettons un garrot sur le cou et bourrons solidement le canal rachidien et les trous de conjugaison voisins de la section du cou, de manière à empêcher tout écoulement par les sinus rachidiens Nous injectons alors les artères par les carotides primitives, et ultérieurement nous poussons notre injection dans les veines par les jugulaires. Pour cela, nous poussons l'injection par une jugulaire en laissant les autres canules ouvertes, et c'est seulement lorsque la matière à injection revient pure de sang par ces canules que nous les fermons. Il va sans dire que si la matière coagulante injectée est le suif, il est nécessaire de maintenir la tête dans l'eau chaude quelques heures avant et pendant l'injection.

A l'aide de cette méthode, nous avons obtenu, ainsi que nos camarades GAUDIER et FLEURY, internes des hôpitaux et aides d'anatomie à la Faculté, de belles préparations. Nous tenons de M. DEBIERRE que le même procédé a permis à ses excellents élèves et amis, anciens aides d'anatomie ou prosecteurs à la Faculté de Médecine de Lyon, les docteurs ALBERTIN, CONDAMIN et PRAVAZ d'obtenir des pièces remarquables représentant les veines du membre supérieur. Ces pièces qui ont été faites pendant que M. DEBIERRE était agrégé et chargé du cours d'anatomie à la Faculté de Lyon et qui sont conservées au musée d'anatomie où chacun peut les voir, ne paraissent pas avoir été connues de M. THIBAUDET, élève de la Faculté catholique qui a écrit récemment sur les « veines de la main et de l'avant-bras ». Thèse de Paris, 1891.

M. DEBIERRE a, du reste, maintes fois contrôlé le procédé précédent; il l'a comparé avec celui qui a été employé par LEJARS, FESTAL et M. THIBAUDET lui-même et qui consiste : 1° à pousser par les artères un liquide bien fluide, coloré par des teintures, par exemple le rouge d'orcanette; 2° à pousser derrière cette première injection, une seconde injection colorée, elle, par des poudres qui venant faire embolies dans les réseaux capillaires, s'opposent au passage de ce second liquide dans les veines : artères et veines se trouvent dès lors colorées d'une couleur différente.

Mais si cette «méthode» qui n'appartient pas à LEJARS comme le dit M. THIBAUDET, mais bien, si nos renseignements sont exacts, au professeur Farabeuf, mais si cette méthode, disons-nous, donne d'excellents résultats pour les réseaux veineux et les origines des veines, elle n'arrive que très imparfaitement à injecter les gros troncs superficiels et profonds. Le calibre des artères d'une région est, en effet, dans son ensemble, infiniment moindre que celui des veines. Il en résulte que la première injection qui remplit les artères ne saurait, lorsqu'elle est poussée par la deuxième qui s'arrête aux capillaires, remplir complètement le système veineux correspondant. Cette observation, si elle est vraie pour toutes les régions, l'est plus particulièrement pour la tête et le cou où le système veineux est si spacieux par rapport aux artères correspondantes.

CHAPITRE PREMIER.

A) — VEINES DE LA TÊTE.

Les veines de la tête peuvent être divisées en quatre groupes principaux : 1° *les veines encéphaliques*, 2° *les sinus de la dure-mère*, 3° *les veines émissaires du crâne*, 4° *les veines tégumenteuses*. Pour nous conformer au programme que nous nous sommes tracé, nous ne décrirons pas ici les veines encéphaliques, bien étudiées dans ces dernières années par Trolard, Labbé, Spérino et Ch. Hédon. Nous dirons seulement que les veines encéphaliques extérieures aussi bien que les veines ventriculaires ou intérieures, se déversent toutes dans les sinus de la dure-mère, dont nous allons aborder dès maintenant l'étude (Fig. 1).

Art. I. — **Sinus de la dure-mère.**

Ce sont des canaux fibreux, rigides, creusés dans l'épaisseur de la dure-mère et tapissés à l'intérieur par la membrane interne des veines. Ils sont anastomosés entre eux et criblés d'orifices dont la plupart sont l'abouchement des veines de l'encéphale, tandis que les autres reçoivent les canaux dits veines émissaires qui font communiquer la circulation endocrânienne avec la circulation exocrânienne. Leur trajet est indépendant de celui des artères, et leur volume total l'emporte de beaucoup sur le calibre de ces dernières.

A ces sinus, il faut encore ajouter les lacs sanguins, sorte de cavités ampulliformes irrégulières situées sur les côtés des sinus dont ils sont des dépendances. Ce sont des cavités de dérivation destinées à recevoir le trop plein du sang à un moment donné. Ils communiquent avec les veines cérébrales et les canaux du diploé et contiennent constamment des granulations pacchioniennes dans leur intérieur, aussi a-t-on dit que les

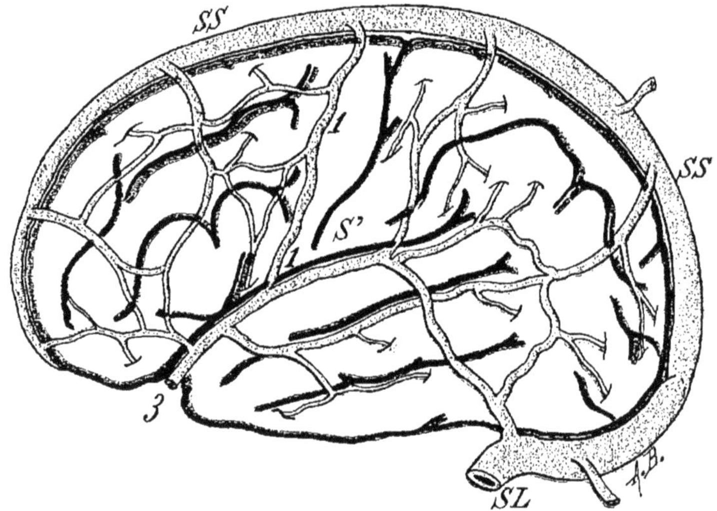

Fig. 1. — Veines de la face externe du cerveau.

1, 1, grande veine cérébrale supérieure; — 3, veine sylvienne (v. cérébrale médiane de Browning); — 1 + 3 constituent la grande veine cérébrale de Trolard; — SS, sinus longitudinal supérieur; — SL, sinus latéral; — S', scissure de Sylvius. Les veines et les sinus de la dure-mère sont en bleu; les scissures et sillons de l'écorce du cerveau sont en rouge.

corpuscules de Pacchioni servent à déverser dans le sang le liquide céphalo rachidien lorsqu'il est en excès (parce qu'une injection d'un liquide coloré dans l'espace sous-arachnoïdien passe dans les corpuscules et de là vient sourdre dans les lacs).

Les sinus crâniens sont au nombre de dix-sept dont cinq médians : le sinus longitudinal supérieur, le sinus longitudinal inférieur, le sinus droit, le sinus coronaire, le sinus occipital transverse; et douze latéraux, six de chaque côté, les sinus latéraux, les sinus pétreux supérieurs, les sinus pétreux inférieurs, les sinus caverneux, les sinus occipitaux postérieurs et les sinus sphéno-pariétaux de Breschet.

1. *Sinus longitudinal supérieur* (1, fig. 2). — Né au voisinage de l'apophyse cristagalli, il se porte d'avant en arrière en suivant la ligne longitudinale supérieure et vient aboutir dans le confluent des sinus. Il reçoit : *a*) les veines cérébrales des faces interne et externe des hémisphères; *b*) la grande veine anastomotique de TROLARD (1 + 3, fig. 1); *c*) la grande anastomotique cérébrale postérieure de LABBÉ ; *d*) enfin les veines méningées moyennes, les veines diploïques, les veines duremériennes, et les veines émissaires de Santorini. Disons immédiatement que ces différentes veines ne s'ouvrent pas directement dans le sinus; elles se jettent préalablement dans les lacs dérivatifs de TROLARD et CH. LABBÉ : Ces cavités, nous l'avons dit, logent les corpuscules de PACCHIONI et communiquent largement d'une part avec les veines cérébrales, d'autre part avec le sinus longitudinal supérieur.

2. *Sinus longitudinal inférieur*. — Ce sinus très grèle se dirige comme le précédent d'avant en arrière ; il occupe les deux tiers postérieurs du bord concave de la faux du cerveau, et reçoit dans son trajet les veines de la faux du cerveau, des veines du corps calleux et des veines des circonvolutions. Il communique avec le sinus longitudinal supérieur par une ou deux branches transversales.

3° *Sinus droit* (4, fig. 2). — Il occupe la base de la faux du cerveau à sa jonction avec la tente du cervelet. Il s'ouvre dans le confluent des sinus et reçoit outre le sinus longitudinal inférieur, la veine de Galien, les veines cérébrales médianes inférieures, la veine cérébelleuse médiane supérieure et des veinules venues de la tente du cervelet.

4° *Sinus occipital transverse* (9, fig. 2).— Situé sur la gouttière basilaire, il s'ouvre de chaque côté dans les sinus caverneux ; il représente donc une anastome transversale jetée entre les deux extrémités antérieures des deux sinus caverneux ; il est quelquefois constitué par un véritable plexus. (Cruveilhier.) Il communique en bas avec les plexus intrarachidiens.

5° *Sinus coronaire* (11 ,fig. 2). — Placé dans la selle turcique et enveloppant le corps pituitaire à la manière d'une ellipse, il s'ouvre latéralement à droite et à gauche, dans la partie intérieure des sinus caverneux, il représente une double anastomose transversale jetée entre le sinus caverneux d'un côté et celui du côté opposé.

6° *Sinus caverneux* (10, fig. 2). — Sinus énormes et très courts, ils sont étendus de chaque côté de la selle turcique entre les veines ophthalmiques (10′, fig. 2) en avant et le confluent pétro-occipital en arrière. Ils reçoivent les veines cérébrales inférieures et antérieures, et envoyent dans le canal carotidien un diverticulum plexiforme que Trolard a décrit sous le nom de *Sinus carotidien* ; ce dernier, étudié plus tard par Rektorzick et Rüdinger communique en haut avec le sinus caverneux, en bas (canaux d'écoulement) avec la jugulaire interne par une petite veine, avec le confluent condylien antérieur et souvent aussi avec le sinus pétro-occipital inférieur (Ch. Labbé.)

7° *Sinus pétreux supérieurs.* (8, fig. 2). — Ils sont situés le long du bord supérieur du rocher qui se creuse fréquemment en gouttière pour les recevoir, et font communiquer les sinus caverneux avec les sinus latéraux. Ils reçoivent la grande veine anastomique cérébrale antérieure de TROLARD qui les relie au sinus longitudinal supérieur.

8° *Sinus pétreux inférieurs.* — (7, fig. 2) Ils sont logés dans la gouttière pétro-occipitale, depuis le trou déchiré antérieur jusqu'au trou déchiré postérieur. Ils communiquent en avant avec les sinus caverneux, et en arrière ils viennent s'ouvrir à

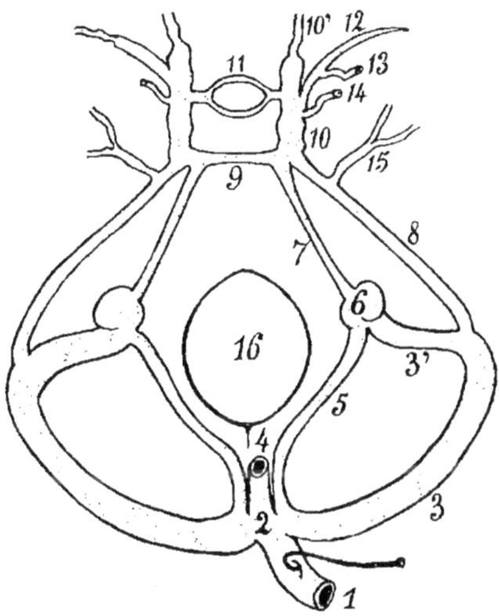

FIG. 2. — Schéma des sinus de la base du crâne.

1, sinus longitudinal supérieur tiré en arrière par une érigne; — 2, pressoir d'Hérophile; — 3 et 3', sinus latéral; — 4, sinus droit coupé; — 5, sinus occipital; — 6, golfe de la v. jugulaire; — 7, sinus pétreux inférieur; — 8, sinus pétreux supérieur; — 9, sinus basilaire; — 10, sinus caverneux; — 10', veine ophthalmique; — 11, sinus coronaire entourant la glande pituitaire; — 12, sinus sphéno-pariétal; — 13, veine méningée antérieure s'abouchant dans le sinus sphéno-pariétal; — 14, v. sylvienne; — 15, veine méningée moyenne; — 16, trou occipital.

angle droit dans le golfe de la jugulaire. Au niveau du trou déchiré postérieur, il s'en détache une veine qui descend verticalement en avant des paires nerveuses, se creuse en sillon sur le bord du rocher et se jette dans la jugulaire interne immédiatement au dessous du golfe. Nous avons vu cette veine atteindre une fois une longueur de quatre à cinq centimètres.

9° *Sinus latéraux.* (3, 3, fig 2) — Encore appelés par WEBER, *sinus sygmoïdes*, ils commencent à la protubérance occipitale interne, se continuent dans la gouttière latérale et viennent se terminer au trou déchiré postérieur, où il forme la veine jugulaire interne. Ils reçoivent le sang de tous les sinus, les veines cérébrales latérales et inférieures et les veines cérébelleuses latérales et inférieures.

10°. *Sinus occipitaux postérieurs.* (5, fig.2)—Ils naissent sur le pourtour du trou occipital par un petit groupe de veines qui communiquent avec les sinus latéraux et les premières veines intra-rachidiennes et se portent au niveau de la protubérance occipitale interne dans la partie initiale des sinus latéraux. Ils représentent la corde de l'arc que décrivent ces derniers sinus (CRUVEILHIER).

11°. *Sinus sphéno-pariétaux de Breschet.* (12, fig. 2) — Aux sinus précédents, il faut ajouter le *sinus sphéno-pariétal* décrit pour la première fois par BRESCHET, car TROLARD et KNOTT ont certainement exagéré en considérant ce sinus comme n'étant constamment que la veine méningée moyenne antérieure.

Ce sinus est négligé d'ordinaire parce qu'il n'a pas toujours les mêmes caractères ; mais en raison même de sa situation dans l'aire rolandique, il est un de ceux avec lequel le chirurgien a besoin de faire le mieux connaissance, puisque c'est surtout dans cette aire qu'il a l'occasion d'appliquer le trépan. Il est étendu du sinus longitudinal supérieur au sinus caverneux. En général, il suit l'artère méningée moyenne dans sa partie moyenne, mais dans ses deux extrémités il abandonne cette artère. Dans sa partie inférieure, il se loge sous la petite aile du sphénoïde dans une gouttière osseuse parallèle à la fente sphénoïdale et va s'aboucher avec la veine ophthalmique dans le sinus caverneux. Si l'on admettait avec TROLARD et KNOTT que ce sinus, n'a pas d'existence indépendante, il faudrait considérer alors qu'il est constitué par la veine méningée moyenne antérieure qui devient sinusienne à partir du sommet de l'apophyse d'Ingrassias. En effet, dans un assez grand nombre de cas, le sinus sphéno-pariétal n'est un véritable sinus que dans sa portion sphénoïdale ; plus haut il n'est plus constitué que par une veine qui court dans une gouttière de l'os pariétal analogue aux gouttières des branches de l'artère méningée. C'est pour cela que les auteurs précédents ne l'ont considéré, que comme la partie initiale, sinusienne, de la grande veine anastomotique antérieure.

Dans certains cas, comme l'a bien spécifié P. POIRIER (*Topographie crânio-encéphalique*, p. 22, Paris, 1891), le sinus sphéno-pariétal est logé , dans une étendue plus ou moins grande, dans l'épaisseur du diploé ; on peut alors le considérer comme une veine diploïque temporale. C'est aussi dans ces environs, c'est-à-dire au voisinage du ptérion, que TROLARD a signalé la fusion des veines méningées moyennes en larges cavités veineuses dans lesquelles baignent les artères (1).

Comme on le voit, les sinus de la dure-mère reçoivent tout le sang venu des veines encéphaliques, et une partie du sang contenu dans les veines diploïques. Leur volume et leur nombre sont bien de nature à emmagasiner une quantité considérable de sang dans tous les cas de gêne de la circulation veineuse,

(1) Le *Sinus squamo-écailleux*, exceptionnel chez l'homme, constant chez le chien et d'autres mammifères, part du coude du sinus latéral, croise le bord supérieur du rocher à la base de cette portion de l'os temporal, perfore la portion squameuse ou écailleuse du temporal et finalement vient s'aboucher dans une des veines temporales profondes. — LUSCHKA le considère comme le vestige de la voie originelle par laquelle le sang s'écoule hors du crâne pour aboutir à la jugulaire externe pendant un certain temps de la vie embryonnaire.

dans le phénomène de l'effort par exemple. De plus les anastomoses qui les unissent entre eux, leur agencement réciproque expliquent comment la circulation s'effectue de la façon la plus facile, même dans le cas d'absence de l'un ou de plusieurs d'entre eux. Ils sont, en effet, disposés par paires parallèles et ayant les mêmes aboutissants, et peuvent se substituer l'un à l'autre. C'est ainsi que le sinus longitudinal supérieur peut suppléer à l'absence ou à l'insuffisance du sinus longitudinal inférieur. De même le sinus occipital peut remplacer le sinus signoïde et inversement.

Le sang une fois contenu dans les sinus crâniens (nous verrons par quel mécanisme, en étudiant la partie physiologique de notre travail), comment s'en échappe-t-il ? Par quelles voies est-il déversé dans les veines tégumentaires du crâne et dans celles du cou ? Par les veines émissaires. Avant de les étudier, que l'on nous permette de faire quelques remarques importantes. Et d'abord, il faut bien savoir qu'il n'existe pas la moindre analogie de distribution entre les vaisseaux artériels qui pénètrent dans le crâne et les vaisseaux veineux qui en sortent. Deux artères se distribuent de chaque côté à l'encéphale, ce sont : la carotide interne et la vertébrale. Nous verrons que lès voies de déversement des sinus à l'extérieur sont beaucoup plus nombreuses et nullement en rapport avec la direction et le volume des artères.

Un autre fait important à signaler, c'est que les artères avant leur pénétration dans la cavité crânienne sont entourées d'un lacis veineux considérable qui leur sert pour ainsi dire de manchon. C'est ainsi que l'artère vertébrale, dans son trajet à l'intérieur du canal intertransversaire est entourée complètement par le sang veineux. Outre le plexus de la veine vertébrale qui l'entoure au dehors, il y a encore en avant et en dedans une veine qui provient du plexus extra-rachidien antérieur ; en arrière une veine qui vient des plexus extra rachidiens postérieurs, et tout à fait en dedans une veine venue du plexus intra-rachidien latéral antérieur (TROLARD). L'artère carotide interne baigne dans le sinus carotidien, sorte de diverticule plexiforme du sinus caverneux qui pénètre jusque dans le canal inflexe du rocher. L'artère méningée moyenne se trouve également dans les mêmes conditions ; avant d'aborder le trou petit rond, elle est obligée de traverser cette énorme nappe sanguine que l'on appelle le plexus ptérygoïdien.

D'autre part, la carotide externe ne se distribue qu'aux parties extérieures du crâne et à l'enveloppe fibreuse du cerveau; elle ne fournit aucun rameau aux centres nerveux : ce rôle est dévolu à la carotide interne et à la vertébrale. Il y a donc indépendance absolue dans le territoire de vascularisation des deux branches de l'artère carotide primitive. Or, on n'observe jamais cette distinction dans le système veineux ; les veines des centres nerveux et de leur enveloppe fibreuse sont tributaires des mêmes sinus, et les voies par lesquelles se dégorgent ces sinus recueillent aussi le sang des veines extérieures du crâne.

ART. II. — **Veines émissaires du crâne.**

Pendant longtemps, la veine jugulaire interne a été considérée comme la seule voie de déversement du sang encéphalique en dehors du crâne. Il est vrai qu'en raison même de son volume elle emporte la plus grande partie du sang veineux contenu dans les sinus. Mais elle n'est pas la seule, et actuellement on peut porter à 12 ou 13 le nombre des veines émissaires Ce sont, par ordre d'importance :

1° Le golfe de la jugulaire interne ;
2° La veine ophthalmique ;
3° La veine mastoïdienne ;
4° La veine condylienne postérieure ;

5° La veine condylienne antérieure ;
6° Le confluent pétro-occipital ;
7° Les veines méningées moyennes ;
8° Les veines du trou ovale ;
9° Les veines du trou grand rond ;
10° Les veines du diploé ;
11° La veine émissaire de Santorini ;
12° La veine de l'aqueduc de Fallope ;
13° La veine du trou borgne.

1° *Golfe de la jugulaire interne.* — On nomme ainsi une vaste dilatation ampullaire située au niveau de l'extrémité supérieure de la veine jugulaire interne. Elle est logée dans la fosse jugulaire de la portion pierreuse du temporal, dans la partie postérieure du trou déchiré postérieur ; la partie antérieure étant occupée par les nerfs pneumogastriques, spinal et glosso-pharyngien séparés du golfe par l'épine inter-jugulaire.

En examinant sur une tête osseuse l'ampoule jugulaire, on voit que son plafond est situé plus haut que la partie supérieure des sinus pétreux inférieurs et sinus latéraux et dans l'angle que formerait le prolongement de ces sinus. En vertu de cette disposition, le golfe de la jugulaire reçoit à angle droit par sa partie antérieure le sang venu du sinus pétreux inférieur, et par sa partie postérieure le sang venu du sinus latéral ; sur son côté interne s'ouvre le sinus de la veine condylienne postérieure. De telle sorte que la fosse jugulaire est l'aboutissant, d'une part, du golfe de la jugulaire interne en dehors, du sinus de la veine condylienne, en dedans ; d'autre part, du sinus pétreux inférieur en avant, du sinus latéral en arrière. Le sinus pétreux inférieur ne peut donc déboucher dans le sinus latéral, et la grande anastomose admise entre les sinus antérieurs et postérieurs n'existe pas.

En raison de son volume, le golfe de la jugulaire constitue la voie principale de déversement du sang de l'intérieur du crâne vers l'extérieur. Il communique, en effet, par l'intermédiaire du sinus latéral ou, à son défaut, du sinus occipital, avec le pressoir d'Hérophile, ou confluent postérieur (2, fig. 2) et par l'intermédiaire du sinus pétreux inférieur avec l'extrémité postérieure du sinus caverneux ou confluent antérieur.

2° *Veine ophthalmique.* (10', fig. 2) — Cette veine, toujours constante, correspond à l'artère du même nom. Elle établit une large communication entre le sinus caverneux et les veines orbitaires d'une part, avec les veines de la face, d'autre part.

Elle prend naissance dans le sinus caverneux, par un renflement appelé *sinus* ou *golfe de la veine ophthalmique*, telle est, du moins, l'opinion de MERKEL ; cependant, nous croyons que le plus ordinairement elle vient s'aboucher dans le sinus par un *rétrécissement*, ainsi que le font très bien voir certaines pièces déposées au musée de l'Institut anatomique. Quoiqu'il en soit, elle gagne la partie la plus élevée de la fente sphénoïdale, où elle devient sinusienne par suite de ses adhérences au périoste orbitaire; elle reçoit quelquefois à ce niveau la veine ophthalmo-méningée et se divise rapidement en deux troncs : la veine ophthalmique supérieure et la veine ophthalmique inférieure. La branche supérieure ou tronc principal croise le nerf optique en décrivant une courbe à concavité interne et se dirige vers le grand angle de l'œil où elle se continue directement avec la veine angulaire et la veine préparate. Elle est flexueuse, contrairement à ce qu'on lit dans CRUVEILHIER, et souvent accompagnée d'une veine collatérale, canal de sûreté, qui s'unit à elle par ses deux extrémités. Son calibre est égal à celui d'une radiale quand elle est bien injectée. Elle reçoit la veine centrale de la rétine, les veines tourbillonnantes ou vaso-vorticosa supérieurs de WEBER, les veines ciliaires antérieures, des veines musculaires, les veines ethmoïdales, les veines du sac lacrymal et les veines palpébrales supérieures : les ramifications de ces dernières constituent avec celles des palpébrales inférieures un plexus important , *plexus palpébral.* Les larges anasmoses entre la veine centr de la rétine et les veines voisines, montrées par Sesemann (18 ont détruit la théorie de Von Græfe sur la stase papilla consécutive à la compression des sinus caverneux ; car ce compression expérimentalement faite n'empêche pas la pé tration du liquide à injection.

La *veine ophthalmique inférieure* née de la partie la p élevée de la fente sphénoïdale, de la branche supérieure plus rarement du sinus caverneux, occupe le plancher l'orbite, se dirige en bas et en dehors vers l'angle externe l'œil : les veines lacrymales, des veines musculaires, *vorticosa* inférieurs, des veines palpébrales inférieures, et veines osseuses concourent à sa formation. Ces dernières é blissent une large communication entre les veines intra-or taires et le plexus temporal, d'où la justification de la pratiq des ophthalmologistes qui choisissent l'angle externe de l' pour le siège d'élection des saignées locales. Plusieurs veinu font également communiquer la veine ophthalmique inférieu avec le plexus de la fosse zygomatique. Parfois elle reçoit niveau de la fente sphéno-maxillaire une veine appel *Ophthalmo-faciale* qui établit ainsi une large communicati entre la veine faciale et les veines intra-orbitaires. L'ophthalm faciale est avant tout une veine nasale interne qui sort par trou sphéno-palatin ; le rameau orbitaire manque dans plus 40 cas sur 100 selon les recherches de Gurwitsch ; dans ce c les veines qui unissent le plexus veineux de la fosse tempora aux veines de l'orbite, à travers la paroi osseuse prennent développement exagéré (Gurwitsch).

Il résulte des recherches de Merkel, confirmées par Festa qu'il existe dans la veine ophthalmique des valvules disposé de telle sorte qu'une injection poussée par la faciale ne pe remplir les veines orbitaires. Nous ne voulons nulleme contester l'opinion de ces auteurs ; mais il nous a été don de vérifier plusieurs fois ce fait, à savoir : qu'une injection poussée à une très faible pression dans les deux veines faciales en même temps, pénètre avec la plus grande facilité dans les veines ophthalmiques remplissant du même coup les sinus caverneux.

D'après cette dernière expérience, si le sang veineux de l'orbite peut se déverser librement dans la veine faciale, le sang de la faciale peut aussi, par l'intermédiaire de l'ophthalmique, traverser l'orbite et aboutir aux sinus caverneux.

3° *Veine mastoïdienne* (24, fig. 3). — Elle s'ouvre dans le sinus latéral, passe par le trou mastoïdien et vient s'étaler sur la face externe de la portion mastoïdienne du temporal. Elle est directement appliquée sur le crâne, et recouverte extérieurement par les insertions du sterno-cléido-mastoïdien, du splénius et du petit complexus. Elle envoie une branche qui passe derrière l'apophyse mastoïde et va se jeter à plein canal dans la veine condylienne postérieure, au moment où cette dernière sort du crâne. Les autres branches qu'elle fournit constituent les affluents originels des veines jugulaires postérieures et des veines occipitales.

La veine émissaire mastoïdienne met donc en relation le sinus latéral avec la jugulaire postérieure d'une part, avec la jugulaire externe d'autre part, par l'intermédiaire des veines occipitales.

4° *Veine condylienne postérieure*. — Elle existe à peu près 17 fois sur 20. Elle s'ouvre perpendiculairement dans le golfe de la jugulaire un peu au-dessous de la fosse jugulaire par un renflement que l'on peut appeler golfe ou sinus de la

---

(1) Gurwitsch, en 1883, a fourni un travail considérable sur les veines de l'orbite (42 dissections) où malheureusement le lecteur se noye dans les détails et cherche en vain un schème général du dispositif veineux.

veine condylienne postérieure. Ce sinus reçoit sur ses côtés, en avant et en dedans le sinus pétreux inférieur ; en dehors et en arrière le sinus latéral. Il se porte immédiatement en arrière et remplit exactement une dépression piriforme dont la petite extrémité se continue avec le canal condylien postérieur : cette dépression se trouve très développée sur certaines têtes osseuses. Le sinus se continue alors pour former la veine condylienne postérieure. Celle-ci remplit le canal de même nom et vient déboucher à l'extérieur en arrière du condyle de l'occipital. Elle suit la fossette condylienne postérieure et vient constituer les branches originelles des veines vertébrales et de la jugulaire postérieure.

Nous avons vu plus haut qu'elle reçoit une branche anastomotique importante de la veine mastoïdienne.

5° *Veine condylienne antérieure* (16, fig. 3). — Elle commence dans une dépression qui repose sur la face interne du condyle de l'occipital, à l'union de cette face avec la gouttière basilaire par une dilatation à laquelle CH. LABBÉ a donné le nom de *Sinus condylien.* Ce sinus fait suite au confluent pétro-occipital ou sinus pétro-occipital inférieur de TROLARD il reçoit une petite veine qui fait partie du plexus extrarachidien antérieur et qui s'applique sur le ligament atloïdo-occipital antérieur : cette veinule communique à travers ce ligament avec les sinus intra-rachidiens.

De là il se porte dans le trou ou plutôt le canal condylien antérieur pour constituer ce que TROLARD a appelé le *Confluent Condylien antérieur*. De son extrémité inférieure se détache un plexus veineux qui communique avec le sinus circulaire du trou occipital de WEBER, et par l'intermédiaire de celui-ci avec les veines vertébrales.

7° *Confluent pétro-occipital* (5, 15, fig. 3). — Quand on examine à l'extérieur la base du crâne sur une tête osseuse on voit au niveau de la suture pétro-occipitale une gouttière étendue depuis le trou déchiré antérieur jusqu'au trou déchiré postérieur. Cette gouttière dont le fond est tapissé de tissu fibreux contient une large veine (1) située entre l'apophyse basilaire de l'occipital en dedans, la carotide et la jugulaire interne en dehors. Son extrémité antérieure ou interne débouche dans le sinus caverneux au niveau du diverticulum que ce dernier envoie dans le canal carotidien. De là, elle se dirige de dedans en dehors et d'avant en arrière en décrivant une courbe demi-circulaire. Son extrémité postérieure séparée du golfe de la jugulaire par les paires nerveuses qui passent par le trou déchiré postérieur, se continue avec la veine émissaire condylienne antérieure.

Il ne nous a pas paru que le sinus pétreux inférieur vînt se jeter dans la veine pétro-occipitale, en effet, il rencontre presqu'à angle droit le golfe de la jugulaire dans lequel il se jette en partie ; une autre partie, au niveau du trou déchiré postérieur se coude à angle droit, devient vertical, se continue par une petite veine qui vient se jeter immédiatement au-dessous du golfe dans la jugulaire interne. Nous avons vu cette veinule venir se jeter dans la jugulaire interne à 4 centimètres du golfe.

7° *Veines méningées moyennes* (7, fig. 3). — Les veines méningées naissent au niveau des corpuscules de PACCHONI par une série de petites veines qui communiquent avec les lacs dérivatifs de TROLARD et de CH. LABBÉ situés de chaque côté du sinus longitudinal supérieur. Elles sont situées entre la dure-mère et la

(1) Signalé par TROLARD qui l'a décrit longuement sous le nom de *Sinus pétro-occipital inférieur*, le confluent pétro-occipital ne fait pas partie à proprement parler des sinus de la dure-mère. Il a cependant une très grande importance puisqu'il établit une large communication entre les sinus intra-crâniens antérieurs (sinus caverneux) et les veines extérieures du crâne.

boîte crânienne et cheminent dans des gouttières creusées sur les faces internes du pariétal et de l'écaille du temporal. Elles se réunissent pour constituer les veines méningées moyennes. Celles-ci, au nombre de deux pour chaque branche artérielle, sont logées dans deux sillons principaux parallèles aux bords antérieur et postérieur du pariétal. Le sillon antérieur contient les deux veines méningées antérieures qui sont situées de chaque côté de la branche artérielle de même nom : celle qui se trouve en avant est toujours plus développée que sa satellite qui se trouve en arrière. Le plus ordinairement elles se réunissent avec les veines méningées postérieures pour constituer un tronc commun, la veine méningée moyenne qui croise le sinus de la grande veine anastomatique de Trolard avant de déboucher par le trou petit rond dans le plexus ptérygoïdien.

Pour Trolard et Knott, nous l'avons dit plus haut, cette veine méningée moyenne ne serait autre chose que le *sinus sphéno-pariétal* de Breschet.

La gouttière postérieure contient les deux méningées postérieures ; quelquefois au lieu de concourir à former la veine méningée moyenne, elles vont se jeter directement dans le plexus ptérygoïdien par le trou sphéno-épineux.

Les veines méningées moyennes établissent donc une large communication entre les veines encéphaliques, le sinus longitudinal d'une part avec le plexus ptérygoïdien d'autre part.

8° *Veines du trou ovale* (8, fig. 3). — Celles-ci existent généralement au nombre de 4 ou 5 ; elles naissent du sinus caverneux, passent à travers le trou ovale et vont se jeter dans le plexus ptérygoïdien.

9° *Veines du trou grand rond* (6, fig. 3). — Celles-ci ne sont pas constantes. Quand elles existent, elles s'ouvrent dans le sinus caverneux par sa partie médiane et inférieure, pénétrant dans le trou grand rond avec le nerf maxillaire supérieur ; et vont se terminer au niveau de la fente sphéno-maxillaire dans les veines alvéolaires et dans le plexus ptérygoïdien.

Nous venons de parler, à plusieurs reprises, du *plexus ptérygoïdien*, nous croyons que le moment est venu d'en aborder l'étude. Qu'est-ce donc que le plexus ptérygoïdien? (4, fig. 3). On peut le définir : un vaste lacis veineux appendu à la base du crâne, capable de contenir à un moment donné une quantité considérable de liquide sanguin.

Nous allons essayer d'en donner une description exacte; nous indiquerons en même temps ses vaisseaux afférents et ses canaux efférents.

Il s'étend entre l'épine du sphénoïde en arrière, et la base de l'aile externe de l'apophyse ptérygoïde en avant. Il est limité en dedans par une lamelle très dure et très résistante qui réunit ces extrémités osseuses, et qui laisse en dedans le trou déchiré antérieur, en dehors les trous petit rond et ovale.

Trolard le considère comme une cavité veineuse à structure aréolaire et propose de l'appeler « Citerne ptérygoïdienne ». Cette appellation ne nous paraît pas juste. Car dans quelques cas nous avons pu nous rendre compte de la disposition plexiforme des veines qui le constituent. Nous croyons donc qu'il ne s'agit pas d'une cavité, mais d'un pelotonnement de vaisseaux, ou d'une juxtaposition de veines anastomosées.

Il nous semble que le plexus ptérygoïdien pourrait être divisé en deux parties : Le ptérygoïdien interne compris entre la lamelle fibreuse étendue de l'épine du sphénoïde au bord de l'apophyse ptérygoïde, en dedans, et le muscle ptérygoïdien interne, en dehors; le plexus ptérygoïdien externe compris dans l'interstice des deux muscles ptérygoïdes.

Ces deux plexus, bien que très étroitement unis par des anastomoses nombreuses, n'ont cependant pas les mêmes veines afférentes ni les mêmes veines efférentes.

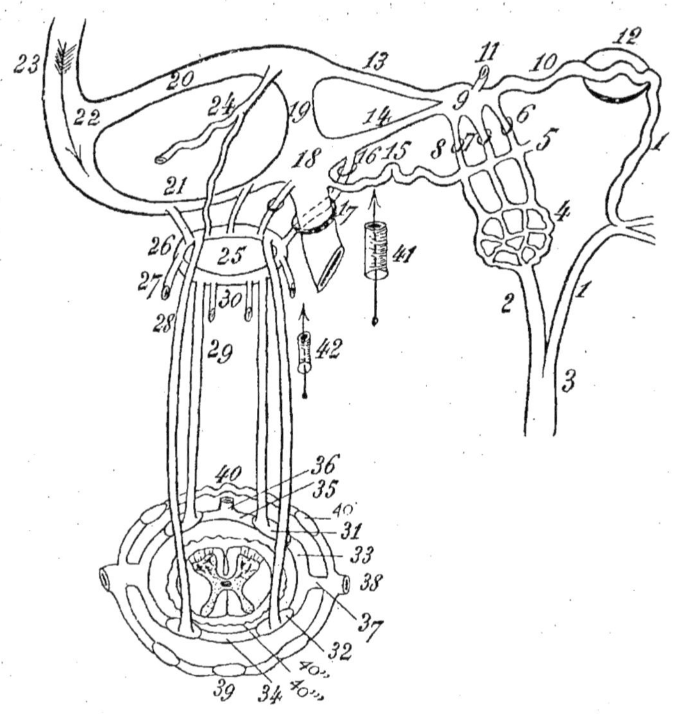

Fig. 3. — Schème des relations entre le système veineux endocrânien et les systèmes veineux exocrânien et rachidien.

1, veine faciale antérieure; — 2, v. faciale postérieure; — 3, v. jugulaire externe; — 4, plexus ptérygoïdien; — 5, confluent pétro-occipital; — 6, 7, 8, v. émis. des trous déchiré antérieur, ovale, et petit rond; — 9, sinus caverneux; — 10, v. ophthalmique; — 11, v. sylvienne; — 12, cavité orbitaire; — 13, 14, s. pétreux sup. et inf.; — 15, confluent pétro-occipital; — 16, v. condylienne antérieure; — 17, v. jug. interne; — 18, golfe de la jugulaire; — 19, portion verticale, et 20, portion horizontale du sinus latéral; — 21, sinus occipital; — 22, pressoir d'Hérophile; — 23, s. long. sup.; — 24, v. mastoïdienne; — 25, trou occipital; — 26, s. circulaire du trou occipital; — 27, v. vertébrale; — 28, v. long. postérieure intra-rachidienne; — 29, v. long. antérieure; — 30, v. jug. postérieure; — 31, 32, coupe des veines long. antérieure et postérieure; — 33, s. transverse latéral; — 34, s. transverse postérieur; — 35, s. transverse antérieur; — 36, v. basi-vertébrale; — 37, v. du trou de conjugaison; — 38, v. extra-rachidienne; — 39, v. azygos nuchale; — 40, v. transverse antérieure extra-rachidienne; — 40', plexus long. antérieur extra-rachidien et 40'', plexus long. postérieur; — 40''', dure-mère rachidienne; — 41, artère carotide interne; — 42, artère vertébrale,

Le plexus ptérygoïdien interne reçoit la veine méningée moyenne qui passe par le trou petit rond; la veine du trou grand rond et celle du trou ovale. Il se continue directement par en bas avec la veine maxillaire interne.

Le plexus ptérygoïdien externe est en rapport avec les veines alvéolaires supérieures et inférieures, et se continue en bas avec la buccale et la massétérine qui vont se jeter dans la veine maxillaire interne.

10° *Veines diploïques*. — La circulation veineuse intrapariétale du crâne se fait à l'aide de canaux qui sillonnent le diploé du crâne et se rendent en partie dans les sinus de la dure-mère, en partie dans les veines exocrâniennes. Développés en raison directe de l'âge, ces canaux sont divisés, depuis Breschet *en canaux frontaux*, *canaux pariétaux* et *canaux occipitaux* au nombre de deux chacun. Mais cette disposition est loin d'être régulière et l'on peut dire que leur seul caractère constant, qu'on nous pardonne le paradoxe, c'est leur variabilité.

Les veines diploïques communiquent avec les canaux veineux intra-crâniens et extra-crâniens par deux ordres d'orifices: des orifices internes et des orifices externes. Les orifices internes, situés à la surface interne de la boîte crânienne, et de préférence dans le voisinage des sillons vasculaires, s'ouvrent dans les veines méningées, dans le fond des cavités des corpuscules de Pacchioni et dans quelques sinus, notamment le sinus longitudinal supérieur et les sinus latéraux Les orifices externes sont situés sur la face externe des os du crâne et aboutissent au réseau veineux tégumentaire.

11° *Veine émissaire de Santorini*, — Souvent multiple, cette veine traverse de haut en bas le trou pariétal en réunissant les veines pariétales au sinus longitudinal supérieur.

A ces canaux anastomotiques s'ajoutent encore deux canaux accessoires moins volumineux, moins constants, qui sont :

12° *La veine de l'aqueduc de Fallope.* — Celle-ci pénètre dans le conduit auditif interne avec le nerf facial, soit par le trou stylo-mastoïdien et unit le sinus pétreux supérieur au district de la jugulaire externe.

13° *La veine du trou borgne* niée par la plupart des auteurs et admise par Sperino qui l'a même rencontrée chez l'adulte. Chez l'enfant elle est assez facilement disséquable ; elle réunit le sinus longitudinal supérieur aux veines des fosses nasales. Nous ne l'avons jamais rencontrée chez l'adulte.

En résumé, on voit que les sinus crâniens antérieurs communiquent avec l'extérieur en haut par la veine du trou borgne et la veine opththalmique, et l'émissaire de Santorini, en bas par les veines du trou déchiré antérieur, du trou grand rond, du trou ovale et du trou petit rond ; que les sinus postérieurs sont en rapport avec les veines extérieures du crâne par l'intermédiaire du golfe de la jugulaire, de la veine mastoïdienne, des veines condyliennes antérieure et postérieure, et de la veine du trou stylo-mastoïdien. Ajoutons à cela que les canaux diploïques établissent encore une dérivation importante du sang veineux encéphalique vers les veines exocrâniennes.

A côté de ces voies nombreuses de déversement du sang contenu dans la cavité crânienne, on peut encore ajouter les plexus intra-rachidiens : comme leur étude ne rentre pas dans le cadre de notre sujet, nous nous bornerons à en faire un rapide exposé. Les veines intra-rachidiennes sont remarquables par leur disposition, leur volume et leurs anastomoses. Elles naissent en haut du *confluent occipito-vertébral ou sinus circulaire de Weber* (26, fig. 3), qui n'est autre chose qu'un vaste plexus veineux disposé en cercle autour du trou occipital et qui communique largement avec les sinus crâniens par l'intermédiaire de la veine condylienne antérieure et de plusieurs veines émanées des sinus occipitaux postérieurs. Elles représentent dans leur ensemble quatre canaux verticaux disposés deux par deux : deux antérieurs, les *grandes veines longitudinales antérieures*; deux postérieurs, les *grandes veines longitudinales postérieures*. Un anneau veineux plexiforme correspondant à chaque vertèbre réunit ces quatre veines ou sinus entre elles (Voy. fig. 4). Elles reçoivent des veinules de la moelle, des enveloppes de la moelle, et des vertèbres, veines basi-vertbérales de Breschet. Nous verrons comment ces plexus intra-rachidiens communiquent avec les plexus extra-rachidiens.

Art. III. — **Veines tégumentaires du crâne.**

Entre le cuir chevelu et l'aponévrose épicrânienne, s'étale un riche réseau veineux que l'on peut diviser en trois groupes principaux ; *a.* le groupe antérieur comprend les *veines frontales* qui se jettent dans les veines faciales ; *b.* le groupe postérieur comprend les *veines occipitales* qui se jettent dans la jugulaire externe ; *c.* le groupe latéral comprend les *veines pariétales* qui se jettent dans la temporale superficielle. Toutes ces veines anastomosées entre elles communiquent avec les veines du diploé ; et par conséquent établissent une large communication entre les veines exocrâniennes et les sinus de la dure-mère.

B) — VEINES DE LA FACE.

Le tronc commun de la veine faciale (voy. fig. 4) peut être considéré comme représentant le canal collecteur des différentes veines tégumentaires antérieures et latérales du crâne, ainsi que de la plus grande partie des veines des diverses régions de la face. Il correspond assez exactement à l'artère carotide externe. Il est formé par la réunion de deux branches principales qui se réunissent en dessous du maxillaire inférieur pour le constituer : *la faciale antérieure* et *la faciale postérieure.*

1° *Veine faciale antérieure* ou veine faciale proprement dite (1, fig. 3). — Elle correspond à l'artère de même nom. Elle commence à la région frontale, descend sur la face qu'elle parcourt obliquement de haut en bas, et de dedans en dehors, et vient se terminer à la partie supérieure du cou. Elle s'anastomose avec celle du côté opposé au niveau de la racine du nez par une arcade à concavité inférieure, *arcade nasale.* Elle communique largement avec différentes branches de la faciale postérieure, avec la veine temporale superficielle par l'intermédiaire du riche réseau veineux appliqué sur toute la surface du crâne, et avec la veine maxillaire interne par l'intermédiaire du plexus massétérin.

Dans son parcours, elle prend successivement les noms de veine *préparale*, de veine *angulaire* et de veine *faciale.* La veine préparate ou frontale, généralement double, est formée par les veines frontales, descend verticalement sur l'os frontal jusqu'à la racine du nez où elle change de nom et où elle fournit l'arcade nasale. A ce niveau elle reçoit la veine *sus-orbitaire*, formée des veines diploïques frontales, la veine *palpébrale supérieure*, la *veine opthlhalmique* (10, fig. 3) qui s'ouvre à plein canal dans la veine frontale, enfin la *veine dorsale du nez.*

La veine angulaire (*a*, fig. 4) commence à l'extrémité interne de l'arcade orbitaire, se loge dans le sillon naso-jugal en arrière de l'artère augulaire, et reçoit en dehors : la *palpébrale inférieure* qui, au moyen de canaux anastomotiques qui l'unissent à la palpébrale supérieure, constitue avec celle-ci le plexus palpébral ; les *veines du canal nasal* reliées dans les fosses nasales avec les veines ethmoïdales; les *veines du sac lacrymal*; et en dedans les *veines de l'aile du nez*. La *veine faciale* proprement dite qui fait suite à la veine angulaire est placée en arrière et plus superficiellement que l'artère faciale dont elle ne suit pas exactement les inflexions. En quittant l'aile du nez, elle se dirige obliquement en bas et en arrière, passe sous le grand zygomatique, croise le corps de la mâchoire en avant du masséter, et passant au-dessus de l'artère faciale en la croisant à angle aigu gagne le sillon de la glande sous-maxillaire dans lequel elle se loge et vient rencontrer la faciale postérieure pour former la faciale commune. Elle reçoit : la *veine alvéolaire* qui part d'un plexus abondant auquel aboutissent les veines sous-orbitaires, palatine, supérieure, vidienne et sphéno-palatine ; les *veines labiales supérieures et inférieures*, les *veines buccales*, les *veines massétérines* et les veines du *plexus stenonien*, déjà décrit par FOUCHER en 1854 et bien figuré par WALTHER. Dans son court trajet sur la partie latérale et supérieure du cou elle reçoit les *veines palatines* qui viennent du palais et du plexus tonsillaire, les veines *sous-maxillaires* qui dérivent de la glande du même nom, et la veine *sous-mentale* qui la relie à la jugulaire antérieure. J'ai vu assez souvent aussi la veine faciale antérieure, près de sa terminaison, envoyer une branche transversale qui se dirige obliquement en bas et en avant et vient se jeter à plein canal dans la jugulaire antérieure au niveau de l'os hyoïde.

2° *Veine faciale postérieure*. — Elle correspond aux branches de l'artère temporale superficielle et de la maxillaire interne. Les affluents originels sont communs à la plupart de ceux de la jugulaire externe ; pour ne pas avoir à revenir en étudiant, dans le chapitre des veines du cou, la jugulaire externe, nous allons les passer en revue immédiatement.

Le tronc de la faciale postérieure se continue avec celui de la veine temporo-maxillaire; il commence au niveau du condyle de la mâchoire inférieure, descend le long du bord de

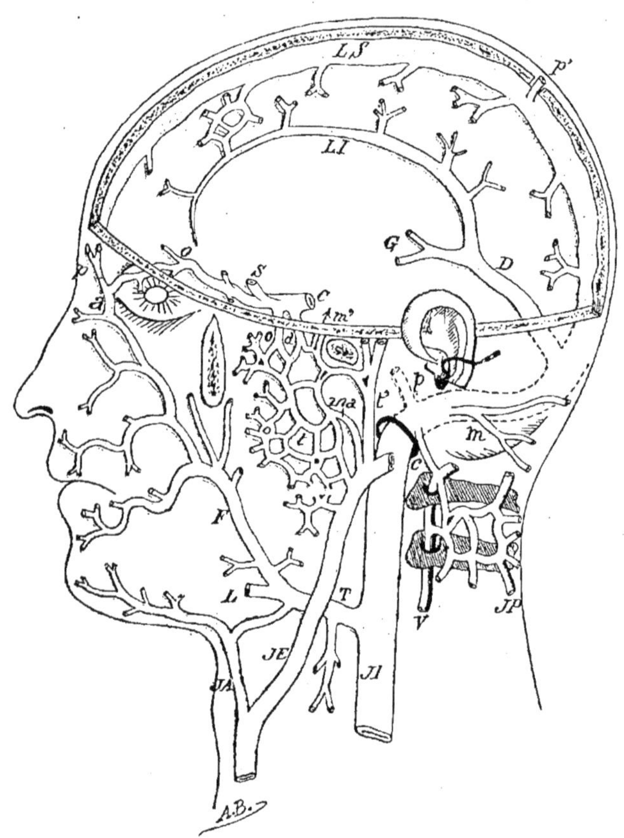

Fig. 4. — Les sinus de la dure-mère, les veines émissaires et les veines de la face et du cou.

JI, v. jugulaire interne; — JE, v. jugulaire externe; — JA, v. jugulaire antérieure; — T, tronc thyro-linguo-facial; — L, v. linguale; — F, v. faciale commune; — *a*, v. angulaire; — *p*, v. préparate; — *o*, v. ophthalmique; — *t*, plexus ptérygoïdien; — *t'*, v. temporale superficielle; — *m a*, v. maxillaire interne; — *m'*, veines méningées moyennes; — *d* et *o*, v. des trous déchiré antérieur, grand rond et sphéno-épineux; — C, sinus caverneux; — S, v. sylvienne; — LS, s. long. supér.; — *p'*, v. émiss. pariétale; — LI, s. long. infér.; — D, s. droit; — G, veine de Gallien; — *p*, s. latéral; — *m*, v. mastoïdienne; — C, trou déchiré post. (golfe de la jugulaire); — V, v. vertébrale; — JP, v. jugulaire postérieure.

la branche montante du maxillaire inférieur, et vient rencontrer la faciale antérieure à un centimètre environ au-dessous du bord de cet os pour constituer le tronc de la faciale commune. Son volume est très variable, et en raison inverse de celui de la jugulaire externe. Dans deux cas d'absence totale de cette dernière veine d'un seul côté, je l'ai vu très développé; il recevait, outre les temporales et le maxillaire interne, toutes les veines de la région mastoïdienne.

La veine faciale postérieure est formée par la réunion d'un grand nombre de veines, qui sont :

a) *La veine temporale superficielle* (*t'*, fig. 4) qui couvre de ses arborisations la région temporale ; elle reçoit les rameaux frontaux qui s'anastomosent avec la veine frontale, les rameaux pariétaux qui communiquent avec leurs congénères du côté opposé, les rameaux occipitaux qui sont reliés à la veine occipitale. Elle descend en avant du pavillon de l'oreille avec l'artère de même nom, croise superficiellement l'arcade zygomatique et vient se réunir au niveau du col du condyle avec la maxillaire interne.

b) *La veine temporale moyenne*, située sur l'aponévrose temporale, reçoit les veines palpébrales et orbitaires externes, traverse l'aponévrose au-dessous de l'arcade zygomatique et s'unit au tronc des veines superficielles.

c) Les *veines parotidiennes*, les *veines auriculaires antérieures* et les deux *veines transversales de la face;* les *veines articulaires*.

d) *La veine maxillaire interne* (*m a*, fig. 4) : elle répond aux branches de l'artère maxillaire interne qui naissent près du col du condyle et dans la fosse ptérygo-maxillaire. Elle reçoit trois ou quatre veines temporales profondes, les veines ptérygoïdiennes, les veines dentaires inférieures, les veines massetérines. Toutes ces veines constituent le plexus ptérygoïdien. De celui-ci s'échappe en dehors la veine maxillaire interne qui contourne le col du condyle et se réunit avec la temporale superficielle. De cette union résulte un tronc unique, le tronc temporo-maxillaire qui se continue en arrière pour constituer une des racines originelles de la jugulaire externe, et en avant avec la faciale postérieure.

Les ramifications des veines temporales constituent trois plexus importants disposés sur trois plans superposés ; ce sont de dehors en dedans ; le plexus superficiel, le plexus musculaire et le plexus sous-aponévrotique. Ils se résolvent en un tronc qui perfore l'aponévrose au devant du tragus et va concourir à la formation de la jugulaire externe et de la faciale postérieure.

C) — VEINES DU COU.

La difficulté qu'il y a de présenter une description type des veines du cou résulte du grand nombre de variétés qu'elles présentent. Non seulement on ne retrouve presque jamais la même disposition sur deux sujets différents, mais encore il est rare que les deux veines homologues de chaque côté se ressemblent exactement. D'autre part, s'il est vrai de dire que le système artériel et veineux, en général, présentent une grande analogie de distribution, il ne faudrait pas cependant appliquer cette idée dans un sens trop absolu et croire que l'on peut prendre une connaissance suffisante de la disposition des veines en étudiant les artères. Dans le cou, en effet, nous trouvons une seule veine pour une branche artérielle, et encore ces veines satellites sont-elles loin de suivre exactement le même trajet que les artères. Nous voyons encore que deux troncs artériels principaux, de chaque côté, la carotide et la vertébrale, parcourent de bas en haut l'épaisseur du cou ; que remarquons-nous du côté des veines? un développement énorme de l'appareil veineux comparé à l'appareil artériel, développement portant sur le nombre et le volume des canaux collecteurs : ce ne sont pas deux veines principales qui cheminent dans les parties molles du cou, mais bien cinq troncs volumineux : les veines jugulaire interne, vertébrale, jugulaire antérieure, jugulaire externe et jugulaire postérieure. Si nous comparons le volume des deux premières à celui de la carotide et de la vertébrale qui leur correspondent, nous verrons que le calibre des veines est infiniment plus considérable que celui des artères.

Si maintenant nous réunissons par la pensée ces troncs principaux, les canaux artériels d'une part et l'ensemble des canaux veineux d'autre part, nous verrons que l'aire de la circonférence représenté par le volume total des veines est 3 à 4 fois supérieur à celle des artères.

Les veines du cou présentent encore comme particularité remarquable une richesse anastomotique des différentes branches entre elles, de telle sorte qu'il y a relation intime entre les veines profondes et les veines superficielles, entre celles du côté droit et celles du côté gauche. Nulle part, non plus ailleurs que dans le cou, le système veineux n'a plus de tendance à former des plexus : ceux-ci sont très nombreux et très considérables ; citons seulement pour en convaincre le lecteur : les plexus ptérygoïdiens, thyroïdiens, laryngiens, pharyngiens et les énormes plexus de la nuque. Nous verrons que ces dispositions anatomiques remarquables ont leur raison d'être, nous chercherons à montrer leur rôle physiologique dans le chapitre suivant. Passons maintenant à l'étude des veines principales du cou. Elles sont au nombre de cinq, avons nous dit, ce sont : la *jugulaire postérieure*, la *veine vertébrale*, la *jugulaire externe*, la *jugulaire antérieure* et la *jugulaire interne*.

§ I. — Jugulaire postérieure.

La jugulaire postérieure (JP,, fig. 4) prend naissance entre l'occipital et l'atlas par la réunion de branches multiples qui sont 1° la veine mastoïdienne ; 2° la veine condylienne postérieure ; 3° plusieurs veines occipitales profondes ; 4° des branches plexiformes qui entourent le trou occipital ; 5° des branches qui partent du confluent occipito-vertébral (Ch. Walther). De ces différents affluents d'origine, le plus important est le confluent occipito-vertébral. Représenté par deux énormes bourrelets latéraux qui font saillie au-dessus et au-dessous de l'atlas, ce dernier peut être considéré comme le point de départ principal de toutes les grosses veines de la nuque et des plexus intra-rachidiens. Les branches qui l'unissent à la jugulaire postérieure sont multiples ; la plupart d'entre elles sont couchées horizontalement au-dessus de l'atlas, quelques-unes seulement passent au-dessous de l'anneau que forme cette vertèbre.

La veine jugulaire postérieure reçoit la plus grande partie des veines de la région postérieure du cou. Elle communique en haut avec la jugulaire interne par une large anastomose ; avec celle du côté opposé au niveau de l'apophyse épineuse de l'axis ; avec les plexus intra-rachidiens par l'intermédiaire de petites veines qui traversent les ligaments jaunes et qui débouchent au niveau des apophyses épineuses des vertèbres cervicales, avec les vertébrales au niveau des trous de conjugaison et par l'intermédiaire de la veine trachélienne de Breschet, enfin avec les différents plexus de la nuque, réunis entre eux par des anastomoses volumineuses qui traversent les couches musculaires, à la manière des veines de la jambe. Elle vient se terminer à la partie supérieure du thorax : ses modes de terminaison sont très variables. Le plus ordinairement je l'ai vue se jeter dans la veine sous-clavière, isolément, à un centimètre en dehors de l'abouchement de la jugulaire interne ; assez souvent dans un tronc commun avec la vertébrale ; j'ai vu aussi quelquefois la jugulaire interne, la sous-clavière, les veines vertébrale et jugulaire postérieure, avoir un abouchement commun dans le tronc innominé.

On a l'habitude de décrire la jugulaire postérieure sous forme de tronc unique ou double, descendant de l'atlas et se portant en dedans, en arrière de l'apophyse épineuse de l'axis, et se dirigeant ensuite obliquement en bas et en dehors, entre le muscle complexus et le transversaire épineux, pour s'engager d'arrière en avant entre l'apophyse transverse de la septième vertèbre cervicale et la première côte, et aboutir à la partie supérieure du thorax. S'il existe un tronc principal, on ne le trouve que tout à fait à la partie inférieure du cou, au niveau des dernières vertèbres cervicales. Dans la partie supérieure du cou, je l'ai toujours trouvée constituée par un grand nombre de veines : celles-ci, en raison de leur flexuosité et des anastomoses qui les unissent entre elles, forment plutôt un véritable plexus veineux placé en arrière des apophyses épineuses, et sur les parties latérales de la colonne vertébrale, et recouvrant tout le transversaire épineux. Ainsi considérée, la veine jugulaire postérieure fait donc partie des plexus de la nuque signalés par Foucher : « L'idée la plus précise que l'on puisse se faire de la disposition des veines que présente la nuque, veines tellement nombreuses qu'il serait impossible de les décrire en détail, c'est de les considérer comme formant outre le réseau sous-cutané peu abondant, quatre plexus. » (Foucher).

Ces quatre plexus sont disposés sur quatre plans superposés et maintenus par des lames aponévrotiques ; ils communiquent très largement les uns avec les autres par des veines qui traversent les couches musculaires auxquelles elles adhèrent.

Le premier plexus, le plus profond, est appliqué entre le transversaire épineux et les vertèbres ; il est formé par les veines venues des muscles des gouttières vertébrales ; il reçoit, des plexus intra-rachidiens, des branches qui traversent les ligaments jaunes, d'autres qui passent par les trous de conjugaison.

Ces dernières, après leur sortie du trou de conjugaison, se bifurquent de façon à envoyer une branche ascendante qui s'anastomose avec une branche descendante de la veine analogue qui est au-dessus, et une branche descendante qui s'unit à celle qui est au-dessous. L'une des branches remarquables de ce plexus c'est la *veine azygos dorsale* de Godman qui longe la crête épineuse et emprisonne dans ses mailles le sommet des apophyses épineuses : elle va s'aboucher dans la veine cervicale transverse en traversant le trapèze. Ce plexus profond semble se continuer avec le confluent occipito-vertébral par des rameaux qui traversent le ligament occipito-atlantoïdien ; il communique en haut avec les veines qui entourent le trou occipital, en arrière avec le second plexus, latéralement avec la veine vertébrale au niveau de chaque espace intertransversaire, et en avant avec les *veines extra-rachidiennes antérieures :* celles-ci, au nombre de deux, placées à droite et à gauche, descendent verticalement le long de la colonne vertébrale et sont réunies entre elles par des branches transversales qui passent en avant des corps vertébraux. De telle sorte que l'on peut se présenter la partie supérieure du rachis comme étant entourée d'un riche réseau veineux à mailles très serrées et s'insinuant dans toutes les anfractuosités des vertèbres cervicales juxtaposées.

Le deuxième plexus est situé entre le transversaire épineux et le complexus ; il est constitué par les rameaux de la jugulaire postérieure que nous avons étudiée plus haut.

Le troisième plexus, placé entre le splénius et le complexus est formé par les veines émanant de ces muscles ; ses rameaux se rendent dans la veine cervicale transverse par l'intermédiaire de la *veine occipitale superficielle*, petite branche qui naît de la peau de l'occiput au niveau des insertions du trapèze.

Le quatrième plexus est situé dans l'interstice du trapèze et du splénius. Ses branches se rendent dans la jugulaire externe et les branches occipitales.

§ II. — Veine vertébrale.

La veine vertébrale correspond à la portion cervicale de l'artère de même nom. Elle commence au-dessous du trou occipital. Des racines multiples plexiformes s'échappent du confluent occipito-vertébral au dessus de l'atlas dont elles contournent les masses latérales; d'autres branches passent au-dessous de l'atlas, se réunissent aux premières pour constituer les affluents originels des vertébrales; les unes s'engagent dans le canal intertransversaire et vont former la *vertébrale interne*, les autres forment la *vertébrale externe* de BRESCHET.

a) *Vertébrale interne* ou vertébrale proprement dite. Comme WALTHER, j'ai observé que ces racines constituent à la partie supérieure du canal intertransversaire un véritable plexus remplissant le calibre de ce canal. Ce plexus veineux se divise au niveau de chaque espace intertransversaire en 2 groupes : l'un antérieur, et l'autre postérieur, séparé du premier par les nerfs qui sortent des trous de conjugaison. A la partie inférieure de la région du cou les diverses branches de ce plexus se réunissent pour constituer un ou deux troncs principaux; ceux-ci, placés au-devant de l'artère, se réunissent pour sortir le plus ordinairement par le trou de l'apophyse transverse de la septième vertèbre cervicale, et vont se jeter isolément dans la veine sous-clavière, et quelquefois aussi dans un tronc commun avec la jugulaire postérieure. Il n'est pas rare de voir la veine vertébrale sortir par les trous des apophyses transverses des 6es et 5es vertèbres cervicales. Sur deux sujets et de chaque côté, j'ai vu un tronc sortir au niveau de la 7e vertèbre, tandis qu'un autre, moins volumineux, sortait au niveau de la 4e cervicale, et suivait une marche parallèle au premier dans lequel il venait s'aboucher.

Les veines vertébrales communiquent très largement avec les jugulaires postérieures ; outre qu'elles confondent en partie leurs origines, on les voit encore réunies au niveau de l'occiput par des anastomoses très larges. Elles reçoivent des racines antérieures, provenant des muscles prévertébraux, des racines postérieures venues des plexus extra-rachidiens, et les anastomoses échelonnées des veines intra-rachidiennes qui forment les plexus périnerveux.

b) *La vertébrale externe* ou *trachélienne* de Breschet a des origines multiples et communes avec celles de la vertébrale interne. Cette veine n'est pas constante ; je crois même pouvoir dire qu'elle existe rarement. Son tronc principal s'applique contre les apophyses articulaires des vertèbres; elle reçoit des veines musculaires émanant des parties profondes du cou, communique avec les veines vertébrales internes au niveau de chaque trou de conjugaison, et vient se terminer dans la jugulaire postérieure avec laquelle elle concourt à la formation des plexus profonds de la nuque.

Par cet exposé, on voit donc que les réseaux veineux crâniens et intra-rachidiens communiquent avec les vertébrales et les jugulaires postérieures par des anastomoses très larges et très nombreuses, et de la sorte s'établit une large communication, au pourtour du trou occipital, entre le système veineux intra-crânien, le système exocrânien et intra-rachidien.

§ III. — Jugulaire externe.

La veine jugulaire externe (JE, fig. 5) est une veine superficielle, descendant verticalement sur les parties latérales du cou; sa direction est assez directement représentée par une ligne droite qui s'étend de l'angle de la mâchoire à la partie moyenne de la clavicule. Elle naît au niveau du col du condyle du maxillaire par la fusion de la temporale superficielle et de la maxillaire interne qui constituent le tronc *temporo-maxillaire*. Dans sa partie la plus élevée elle est recouverte par l'aponévrose cervicale superficielle : au niveau de la glande parotide dans l'épaisseur de laquelle elle est contenue, elle traverse l'aponévrose, devient superficielle, recouverte seulement par la peau et le muscle peaucier, croise à angle très aigu le muscle sterno-cléido mastoïdien et se porte dans le triangle sus-claviculaire. Là elle perfore de nouveau l'aponévrose obliquement, et va se jeter dans la sous-clavière en formant un coude dirigé en avant. Dans son trajet elle est enlacée par les filets du plexus cervical. Elle possède ordinairement deux valvules : l'une au niveau même de son embouchure, l'autre à quatre ou cinq centimètres au-dessus : ces deux valvules sont insuffisantes et ne sauraient s'opposer d'une façon complète au reflux du sang veineux.

Les affluents originels sont représentés par le tronc temporo-maxillaire, les veines occipitales superficielles, et les branches du plexus de la nuque situé entre le trapèze et le splénius.

Elle reçoit à sa partie inférieure les veines *scapulaires supérieures* et *scapulaires postérieures* qui correspondent aux artères de même nom, et plusieurs veinules provenant du sterno-cleido-mastoïdien et de l'angulaire de l'homoplate, et des parties postérieures et latérales du cou. Dans la parotide elle communique avec la jugulaire interne ; plusieurs branches anastomotiques, obliques ou transversales la réunissent à la jugulaire antérieure.

Ses variétés sont nombreuses ; elles portent non seulement sur sa terminaison, mais encore sur son trajet et son volume. Relativement à son mode de terminaison, il m'a semblé que le plus souvent elle vient se jeter très près de la terminaison de la veine sous-clavière, dont elle traverse obliquement la paroi interne en se confondant avec l'abouchement de la jugulaire antérieure. Quelquefois je l'ai vue naître isolément dans l'angle formé par la réunion de la jugulaire interne et de la sous-clavière ; rarement en arrière de la jugulaire interne. Deux fois elle naissait de la partie moyenne de cette dernière veine. Une fois je l'ai vue se diviser en deux branches au niveau du bord postérieur du sterno-cléido-mastoïdien de façon à former une boutonnière qui emprisonnait le muscle. Relativement à son volume, tout ce que l'on peut dire c'est qu'il est en raison inverse de celui de la jugulaire antérieure et de la faciale postérieure : je n'ai observé qu'un seul cas d'absence complète de jugulaire externe ; le tronc temporo-maxillaire tout entier se rendait dans la faciale postérieure.

§ IV. — Jugulaire antérieure.

La veine jugulaire antérieure (JA, fig. 5) prend naissance dans la région sus-hyoïdienne, où elle résulte de la fusion en un seul tronc de plusieurs veinules cutanées et musculaires. De la région sus-hyoïdienne elle se porte verticalement en bas et chemine de chaque côté de la ligne médiane jusqu'à un ou deux centimètres au-dessus de la fourchette sternale.

Là, elle se coude brusquement à angle droit, pour se porter horizontalement en dehors ; elle s'engage alors au-dessous du muscle sterno-cléido-mastoïdien et vient se terminer dans la veine sous-clavière par un orifice qui lui est commun avec la jugulaire externe.

Elle se jette quelquefois dans la sous-clavière en dehors de cette dernière veine, et dans le tronc même de la jugulaire externe. Elle descend quelquefois obliquement, de dedans en dehors, sans former de coude à sa partie inférieure, présentant alors une direction presque rectiligne.

Elle est contenue dans un dédoublement de l'aponévrose

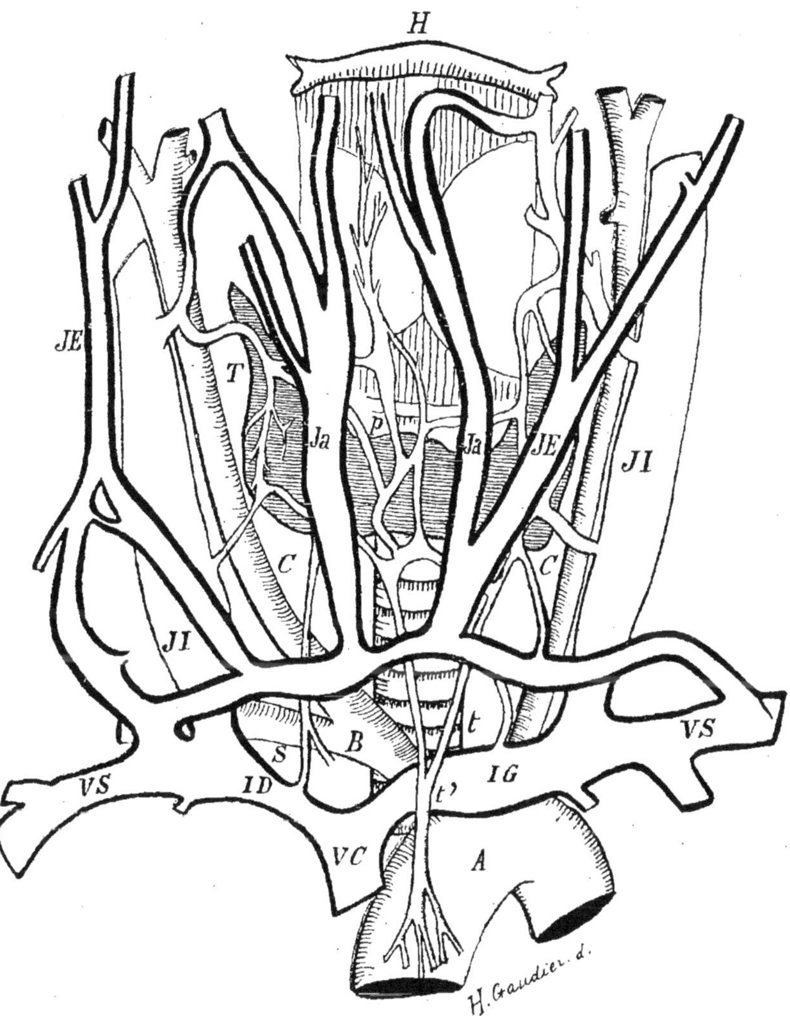

Fig. — Les veines du cou ; d'après une préparation de H. Gaudier (Musée d'anatomie).

VC, V. Cave supérieure ; — ID et IG, V. brachio-céphaliques droite et gauche ; — VS, V sous-clavières ; — JI, V. jugulaires internes ; — JE, V. jugulaires externes ; — JA, V. Jugulaires antérieures ; — *p*, plexus thyroïdien ; — *t'*, V. thyro-thimique ; — A, crosse de l'aorte ; — B, tronc artériel brachio-céphalique ; — S, artère sous-clavière ; — C, artères carotides primitives ; — H, os hyoïde ; — T, glande thyroïde, — *t*, trachée-artère.

cervicale superficielle et reçoit comme affluents de nombreuses veinules provenant des muscles et des téguments de la partie antérieure du cou et une veine parfois volumineuse qui provient de la faciale antérieure ; des anastomoses très variables la réunissent à la jugulaire externe ; enfin elle communique avec celle du côté opposé par une anastomose transversale et sus-sternale. Le calibre de la jugulaire antérieure est généralement très réduit si on le compare à celui des autres troncs veineux du cou. Cette veine est généralement double, mais il n'est pas rare de ne la trouver que d'un seul côté, elle peut même n'être représentée que par quelques veinules sans importance.

§ V. — **Jugulaire interne.**

La jugulaire interne (JI, fig. 5) est la plus volumineuse des veines du cou. Elle ramène vers le cœur une grande partie du sang contenu dans les sinus et les veines de la face et du cou. Elle correspond au territoire de la carotide interne et d'une partie de la carotide externe. Née au niveau du trou déchiré postérieur par une ampoule appelée *golfe de la veine jugulaire*, elle descend verticalement de haut en bas et d'arrière en avant, de telle sorte que, située très profondément à la partie supérieure du cou, elle tend au fur et à mesure qu'elle descend, à devenir plus superficielle. Elle vient se réunir, au niveau de l'articulation sterno-claviculaire avec la veine sous-clavière correspondante, après avoir formé une nouvelle dilatation, le *sinus de la veine jugulaire*, et constituer le tronc veineux brachio-céphalique. En haut elle accompagne l'artère carotide interne dont elle est séparée à la base du crâne par les nerfs pneumo-gastrique, glosso-pharyngien et spinal ; un peu plus bas le nerf grand hypoglosse la contourne en passant entre elle et la carotide interne ; les muscles styliens la recouvrent et la croisent. Au niveau de la carotide primitive, elle est comprise dans le même dédoublement aponévrotique que cette artère dont elle longe le côté externe et qu'elle déborde légèrement en avant ; comme elle, elle est recouverte par le sterno cléido-mastoïdien ; entre les deux vaisseaux et en arrière court le pneumo-gastrique. A la base du cou elle s'éloigne de la carotide et se trouve placée en avant de l'artère sous-clavière qui passe entre les veines jugulaire interne et vertébrale. Au niveau de son embouchure elle présente constamment deux valvules : l'affirmation des classiques, d'après laquelle ces deux valvules seraient toujours suffisantes, est évidemment exagérée ; ce qui le prouve, c'est qu'une injection grossière poussée à une faible pression dans la veine cave supérieure pénètre avec la plus grande facilité dans les jugulaires internes et remplit du même coup toutes les veines du cou. Leur abaissement à l'état normal ne peut donc s'opposer au reflux du sang veineux provenant du tronc brachio-céphalique correspondant. (Debierre).

Le calibre de la veine jugulaire interne est généralement considérable, il augmente insensiblement du golfe à son embouchure ; d'une manière générale on peut dire qu'il est en raison inverse de celui des veines jugulaires superficielles, en raison directe du nombre et du volume des branches qui s'y rendent. Il n'est pas rare de voir aussi une inégalité considérable de volume d'un côté à l'autre. Relativement aux anomalies de la jugulaire interne, je n'en ai rencontré qu'une seule : c'était l'existence de chaque côté de deux jugulaires internes énormes. Elles se réunissaient en haut à trois centimètres du trou déchiré postérieur ; en bas un peu au-dessus de l'articulation sterno-claviculaire : l'une placée plus superficiellement par rapport à l'autre recevait le tronc de la faciale commune ; celle qui était en arrière suivait le trajet ordinaire de la jugulaire interne. Toutes deux étaient contenues dans la même gaîne vasculo-nerveuse. M. le prof. Debierre a également rencontré deux jugulaires internes d'un volume égal avec coexistence des jugulaires externes antérieures et postérieures : l'une sortait par le trou déchiré, l'autre provenait de la convergence des branches occipitales et sous-maxillaires.

Ces anomalies nous amènent naturellement à parler du développement du système de la veine-cave supérieure. Les quelques mots que nous allons en dire suffiront pour expliquer le mécanisme de formation de quelques anomalies des grosses veines du cou. On sait qu'au début le système veineux de l'embryon peut être représenté schématiquement par la lettre H dont la barre transversale porterait le cœur en son milieu. Les branches longitudinales représentent les *veines cardinales*, les branches transverses les canaux de Cuvier. Assez tardivement vers la fin du deuxième mois de la vie utérine, une anastomose s'établit entre les deux veines cardinales antérieures. Ce qui reste au-dessus constitue les *veines innominées* ou *brachio-céphaliques*, ce qui est au dessous, y compris les canaux de Cuvier devient les veines caves supérieures. Cette disposition qui persiste toute la vie chez les Sauropsidés et nombre de Mammifères qui dès lors ont deux caves supérieures, n'est que transitoire chez l'Homme. Chez ce dernier, comme du reste dans les autres Mammifères élevés, l'anastomose entre les deux veines cardinales devient le tronc brachio-céphalique ou veine innominée gauche, et toute la partie de la veine cardinale antérieure gauche, comprise entre cette anastomose et le canal de Cuvier gauche disparaît. Dès lors, il n'y a plus qu'une veine cave supérieure, la droite, qui reçoit en même temps tout le sang qui passait antérieurement dans la veine cave supérieure gauche. Il reste pourtant un faible tronçon de la veine cave primitive supérieure gauche qui forme le sinus de la grande veine coronaire.

Ce dispositif embryonnaire, normalement transitoire, peut fournir l'explication de plusieurs anomalies des grosses veines du cou, telles que deux veines caves supérieures, ou d'une *veine cave supérieure gauche* avec absence de la veine cave supérieure ordinaire qui siège à droite. Pour que le premier cas se produise, il suffit, que pour une cause quelconque, l'anastomose transversale entre les deux veines cardinales antérieures ne se fasse pas ; le second surviendra lorsque cette anastomose normale s'étant effectuée comme à l'ordinaire, l'atrophie ultérieure portera exceptionnellement sur la veine cave supérieure droite.

Les exemples de *jugulares internes doubles* sont susceptibles d'explications analogues. Les veines du cou et de la tête, les sinus de la dure-mère se développent aux dépens de deux systèmes indépendants, l'un *supérieur*, l'autre *inférieur*. Le système supérieur, *système de la veine jugulaire primitive* ou *de la veine cardinale supérieure*, est représenté par les veines intra-crâniennes qui convergent en un tronc commun, sortant du crâne, pendant une partie de la vie utérine, non pas par le trou déchiré postérieur, mais bien par le *trou temporal* (*foramen jugulare* de Luschka) pour aller se jeter dans le canal de Cuvier correspondant. Ce premier système veineux se développe donc de haut en bas, de la tête vers le cœur. Le second système, *système inférieur* ou *de la veine jugulaire interne*, naît, au contraire, de bas en haut. Il provient d'un bourgeon ou branche du canal de Cuvier, qui gagne le crâne et y pénètre par le trou déchiré postérieur. Dans l'intérieur du crâne, les deux systèmes marchent à la rencontre l'un de l'autre pour former les plus importants des sinus, les sinus latéraux. Plus tard, le système supérieur cesse de communiquer avec le sinus latéral par suite de l'oblitération du trou temporal, et sa portion exocrânienne donne naissance à la veine jugulaire externe.

Eh bien, que le trou temporal persiste et nous aurons l'anomalie mentionnée plus haut sous le nom de sinus pétro-squameux. L'explication de deux veines jugulaires internes marchant côte à côte et s'unissant, en bas, avant de se jeter dans le trou déchiré postérieur, n'est passible que d'une explication, à savoir, une bifurcation de la veine jugulaire interne, laquelle peut avoir lieu sous l'action d'un obstacle quelconque, bride fibreuse, vaisseau artériel, nerf, etc , lors du développement ascendant de cette veine. Dans ce cas, l'une des deux jugulaires joue par rapport à l'autre, le rôle d'une anastomose longitudinale, anastomose en anse parallèle au vaisseau, véritable canal de sûreté. Pour expliqner enfin l'observation que nous avons rapportée d'une double veine jugulaire interne qui se perd, à la partie supérieure, dans les veines occipitales et sous-maxillaires, on peut admettre que l'une des deux jugulaires, l'accessoire si l'on veut, développée sous l'influence du mécanisme précédent s'est abouchée avec les veines extra-crâniennes, au lieu de rejoindre sa congénère.

Nous avons déjà dit que la jugulaire interne communique très largement à sa partie supérieure avec les jugulaires postérieure et externe, et qu'elle reçoit aussi une petite branche venue du sinus pétreux inférieur. Elle reçoit, en outre, à différentes hauteurs toute une série de veines tributaires, à savoir : la *veine linguale*, les *veines pharyngiennes*, la *faciale commune*, les *veines laryngées*, la *veine thyroïdienne supérieure* et la *veine thyroïdienne moyenne*. La veine linguale accompagne l'artère de même nom, elle est formée par les veines ranines, les veines dorsales de la langue et les veines profondes qui la font communiquer avec le plexus pharyngien. — Les veines pharyngiennes naissent sur les parties latérales du pharynx d'un *plexus pharyngien* qui communique avec les plexus extra-rachidiens antérieurs. — La faciale commune est formée par la réunion de la faciale antérieure et de la faciale postérieure que nous avons déjà étudiées. — Les veines laryngées suivent exactement le trajet des artères homonymes. — La thyroïdienne supérieure tire son origine de la partie supérieure du corps thyroïde, et se porte en haut et en dehors, en suivant l'artère thyroïdienne supérieure ;

elle se termine dans la jugulaire interne par un ou deux troncs.

Le mode de terminaison des veines précédentes est très variable; elles peuvent s'aboucher isolément dans la jugulaire interne. Mais le plus communément elles convergent vers l'os hyoïde pour former un tronc volumineux, le tronc *thyro-linguo-pharyngo-facial* qui fournit un point de repère précieux pour la ligature de la carotide externe qu'il croise en avant (Farabeuf). Quant à la veine thyroïdienne moyenne, qui naît de la partie latérale du corps thyroïde, elle aboutit directement à la jugulaire interne après avoir croisé transversalement ou obliquement la face antérieure de la carotide primitive. Assez souvent j'ai constaté son absence (une fois sur cinq).

Indépendamment de toutes ces veines du cou, il en existe encore un groupe très important : ce sont les thyroïdiennes inférieures dont le développement parfois exagéré est bien de nature à contrarier le chirurgien dans l'opération de la trachéotomie. Elles émergent du corps thyroïde au niveau de son bord inférieur et correspondent à l'artère thyroïdienne de Neubauer, quand cette artère existe. Toujours très nombreuses à leur origine, elles descendent en arrière des muscles sterno-thyroïdiens, en s'anastomosant fréquemment entre elles et en formant parfois un véritable plexus. Toutes ces veines se condensent ordinairement en deux ou trois troncs qui viennent aboutir dans les troncs veineux brachio-céphaliques ou à l'angle de réunion de ces deux troncs. — Plusieurs fois j'ai observé que le tronc situé à gauche allait se jeter directement dans la veine cave supérieure. J'ai vu les veines thyroïdiennes inférieures constituer quatre troncs principaux groupés deux par deux et placés sur deux plans parallèles superposés; les deux troncs antérieurs se jetaient dans les troncs veineux brachio-céphaliques; des deux autres, celui de droite aboutissait dans la veine cave supérieure, celui de gauche dans le tronc veineux brachio-céphalique gauche. — Il n'est pas rare de voir une des thyroïdiennes inférieures passer au devant du tronc brachio-céphalique gauche et aboutir aux veines thymiques, *veine thyro-thymique* (T', fig. 5).

Nous en aurons fini avec les veines du cou quand nous aurons dit comment elles se comportent vis-à-vis des aponévroses, de ce protée anatomique dont parle Malgaigne. Il existe d'abord une aponévrose d'enveloppe du cou, c'est l'*aponévrose cervicale superficielle* ; celle-ci fournit par sa face profonde au niveau du bord postérieur du trapèze un feuillet qui vient s'insérer aux apophyses transverses et divise ainsi le cou en deux segments principaux ; l'un antérieur, l'autre postérieur ; le premier contient les jugulaires internes, externes et antérieures ; le second contient les jugulaires postérieures et les veines vertébrales. En dessous de l'aponévrose superficielle on trouve l'aponévrose *omosterno-claviculaire*, et plus en arrière l'*aponévrose cervicale profonde* qui recouvre les muscles prévertébraux. Nous avons vu que la jugulaire externe était située en dehors de l'aponévrose superficielle, et que la jugulaire antérieure était contenue dans son dédoublement. Quant à la jugulaire interne, la plupart des auteurs admettent qu'elle est renfermée dans une gaîne commune à l'artère carotide primitive et au nerf pneumogastrique, et dépendant de l'aponévrose cervicale moyenne ou aponévrose omo-sterno-claviculaire. Dernièrement Sébileau décrivant une quatrième aponévrose du cou sous le nom d'aponévrose cervicale transverse, montrait que cette dernière se détache du prolongement précédent de l'aponévrose cervicale moyenne ou prolongement vasculaire, pour aller de là engaîner la glande thyroïde et le pharynx. De fait, on peut se demander si les divers feuillets aponévrotiques qu'ont décrits et figurés les anatomistes ne sont pas des créations de leur scalpel. En effet, fait-on une coupe mince transversale du cou chez un sujet congelé et fixe-t-on la coupe en la plongeant dans l'alcool, on peut voir alors que tous les organes qui traversent le cou sont comme plongés dans une gangue de tissu conjonctif; comme si, qu'on nous pardonne cette expression, on avait coulé autour d'eux une pâte molle qui les ait englués de toutes parts. C'est ce que l'on voit fort bien sur des coupes de ce genre desséchées et vernies de l'Institut anatomique qui ont été habilement préparées par M. Gaudier, aide d'anatomie à la Faculté, et à qui nous laissons le soin de décrire plus minutieusement les aponévroses cervicales.

CHAPITRE DEUXIÈME.

APPLICATIONS PHYSIOLOGIQUES.

CIRCULATION VEINEUSE DE LA TÊTE ET DU COU

La circulation des veines de la tête et du cou telles que nous venons de les étudier offre quelques particularités intéressantes sur lesquelles nous croyons utile d'insister.

Dans une première partie nous envisagerons la circulation veineuse de la grande cavité céphalo-rachidienne; dans une seconde partie nous nous occuperons de la circulation des veines du cou

ART. I, — **Circulation veineuse céphalo-rachidienne.**

L'absence de valvules et la présence de canaux à parois rigides et inextensibles dans cette partie de l'appareil veineux; la disposition des veines encéphaliques et rachidiennes, leur immersion dans un liquide mobile, et leur situation dans une cavité osseuse qui oppose une résistance invincible à leurs expansions et les préserve de la pression atmosphérique sont autant de causes qui soustraient la circulation veineuse céphalo-rachidienne aux lois de la circulation générale.

Elle doit être examinée à plusieurs points de vue ; elle relève en effet directement de l'influence du cœur, et subit des variations de la part des mouvements respiratoires. De là deux influences importantes à passer en revue : l'influence du cœur et l'influence de la respiration.

§ I. — *Influence du cœur.* — Chaque systole cardiaque entretient dans les artères une pression moyenne qui va en diminuant à mesure que ces vaisseaux deviennent plus étroits et se divisent davantage ; si bien que dans les capillaires le sang coule sous une pression très faible qui est presque réduite à néant au niveau de l'origine des veinules. Mais quelque réduite qu'elle soit, cette *vis à tergo* est la première condition dont on ait à tenir compte parmi les causes de progression du sang dans les veines cérébrales et rachidiennes comme dans les autres parties du corps.

A côté de cette première influence vient se placer l'effet non moins efficace des expansions rythmiques des artères encéphaliques. Il est évident, en effet, que le système artériel cérébral ne peut successivement se remplir et se dégorger dans le système veineux, sans que celui-ci n'en subisse le contre-coup. La pénétration du sang artériel ne peut donc s'opérer que grâce au départ du sang veineux ; les afflux saccadés du premier provoqueront des expulsions rythmiques du second.

Cet effet expulsif du sang veineux sous l'influence de la réplétion artérielle est devenue incontestable depuis le jour où a été constaté le phénomène connu sous le nom de *Pouls des sinus*. Ce fait déjà observé par Lamure et Bichat n'a été mis en évidence que depuis les expériences de Berthold reprises et vérifiées plus tard par Mosso.

Les mouvements expansifs constatés dans les centres veineux cérébraux ne sont pas communiqués par les mouvements artériels du cerveau, agissant directement ou par l'intermédiaire du liquide sous-arachnoïdien ; il suffit de se rappeler, en effet, que dans une grande partie de leur trajet les sinus ont des parois résistantes, à la surface extérieure desquelles de fortes pressions peuvent s'exercer sans qu'il en résulte d'effet notable sur le sang qu'ils contiennent. Les pulsations qui s'observent dans la cavité des sinus résultent de la projection rythmique du sang des veines libres intra-crâniennes dans les sinus auxquels elles aboutissent. (François Franck et Pitres).

Ces veines sont appliquées à la surface des circonvolutions ; elles baignent, en réalité, dans le liquide sous-arachnoïdien et subissent par l'intermédiaire de ce liquide l'effet totalisé des expansions artérielles de la masse encéphalique ; la laxité de leurs parois et la faible pression du sang à leur intérieur rendent très efficaces les pressions rythmiques qui s'exercent à leur surface externe ; de là, les projections saccadées du sang qu'elles contiennent et les renforcements du courant sanguin dans les canaux collecteurs auxquels elles aboutissent.

Le cours du sang veineux ne s'effectue donc pas par la compression des sinus ; il faut pourtant savoir que les battements des artères carotides, vertébrales et méningées moyennes qui baignent complètement à leur entrée dans le crâne dans les sinus ou plexus veineux, exercent une influence directe et favorable sur la circulation veineuse du cerveau.

Mais après chaque systole cardiaque, après chaque expansion artérielle, il se fait un affaissement général de tout le système artériel. Les artérioles cérébrales n'échappent pas à cette loi générale ; or, du fait de cette diminution de tension, il devrait se produire un reflux du sang veineux, et l'effet utile produit par les expansions artérielles sur le cours du sang veineux crânien devrait être détruit aussitôt qu'il s'est manifesté.

C'est ici qu'intervient l'action du liquide céphalo-rachidien. Ce liquide, en effet, jouit de la propriété de se déplacer du crâne au rachis sous l'influence des poussées artérielles encéphaliques, et de rétrograder entre les deux expulsions successives par le fait même de la diminution de pression intra-crânienne qui résulte de l'affaissement artériel. A chaque systole cardiaque, et à chaque mouvement expansif du système artériel encéphalique, le liquide céphalo-rachidien tend à être refoulé dans la partie déclive du canal rachidien ; il remonte au contraire vers le crâne et la partie supérieure du rachis pendant la diastole ventriculaire, et vient combler le vide qui tendrait à se former dans la cavité crânienne dans l'intervalle des contractions artérielles. Ces mouvements sont évidents, puisque l'on voit vibrer à chaque systole la membrane occipito-allantoïdienne mise à nue ; les vibrations s'exagèrent si l'on s'oppose au cours du sang veineux.

Les déplacements du liquide céphalo-rachidien sont cependant de peu d'importance dans les cas de respiration normale et d'attitude peu élevée de la tête ; l'écoulement veineux encéphalique et rachidien vers le thorax s'effectue en totalité par l'effet des expansions des artères, et n'a aucune tendance à refluer vers le haut après chaque afflux artériel. Mais que pour une cause ou pour une autre, l'évacuation veineuse encéphalique soit moins facile, les déplacements du liquide céphalo-rachidien deviennent plus considérables. On peut donc dire que le volume du liquide déplacé est toujours minime et en raison inverse du volume du sang veineux qui est expulsé du crâne.

Il faut encore tenir compte, pour expliquer la progression du sang veineux céphalo-rachidien, de l'attraction qui s'exerce à l'extrémité thoracique de la colonne sanguine par suite de la dilatation de l'oreillette droite. Il se fait alors une véritable aspiration, l'oreillette droite agissant comme une pompe aspirante ; le sang s'y accumule en masse, et vient combler le vide qui tendrait à se former. Comme on le voit l'influence du cœur sur la circulation veineuse céphalo-rachidienne est manifeste et s'exerce par l'intermédiaire du système artériel. Au contraire, en étudiant l'influence de la respiration, nous allons voir que la circulation artérielle subit l'influence de la respiration par l'intermédiaire de la circulation veineuse.

§ II. — *Action de la respiration sur la circulation veineuse intra-crânienne et intra-rachidienne.* — Au moment de l'ampliation inspiratrice du thorax et de son contenu, il se fait une attraction considérable du sang veineux vers la partie supérieure de la poitrine. Du fait de cette attraction les vaisseaux du cou sont maintenus à une très faible pression; ceux-ci agissant à leur tour comme centre d'attraction où tend à se porter naturellement le sang veineux encéphalique. Pour s'en convaincre il suffit d'ouvrir un sinus pour voir immédiatement l'air se précipiter dans les veines. Ce phénomène ne se produit pas quand l'ouverture du thorax a été faite préalablement. Les mouvements respiratoires constituent donc une condition éminemment favorable à l'écoulement du sang veineux crânien. Cette transmission de l'aspiration thoracique à l'appareil veineux du crâne s'opère par les veines profondes du cou, c'est-à-dire les plexus rachidiens et les jugulaires postérieures, et par le groupe antérieur des veines du cou. L'inspiration désemplit donc le système veineux crânien et rachidien en attirant vers le thorax le sang du rachis et du crâne.

Mais comment se fait la réplétion supplémentaire de ces deux cavités pendant le dégorgement énorme de tout leur appareil veineux ? Par quel mécanisme peut se maintenir la constance du liquide sanguin et sous-arachnoïdien de la cavité crânienne ?

Les recherches de Magendie (1842) et de Ecker (1843) avaient amené ces auteurs à conclure que le sang veineux rachidien se substitue au sang veineux crânien entraîné par l'inspiration. Leurs expériences furent reprises par François Franck en 1882, qui montra que l'effet manométrique respiratoire reste le même dans le confluent des sinus, que l'on interrompe, ou non, toute communication entre les plexus rachidiens et l'appareil veineux crânien. D'après cet auteur l'aspiration désemplit le système veineux crânien, et agit de la même façon sur le système veineux rachidien en attirant vers le thorax aussi bien le sang du rachis que celui du crâne. Ce n'est donc pas le sang veineux rachidien qui se substitue au sang veineux crânien entraîné par l'aspiration.

Ce n'est pas davantage le liquide sous-arachnoïdien du rachis qui remonte vers le crâne, comme l'a soutenu M. Richet. Il est vrai que sous l'influence de l'inspiration il se fait une poussée abdominale sur le sang veineux rachidien lombo-sacré. Celui-ci soumis à une pression plus forte refoule donc vers le crâne le liquide céphalo-rachidien. Mais cette pression est-elle suffisante pour amener ce reflux ? n'a t-elle pas d'autre effet que de ralentir l'écoulement du sang rachidien ? En tout cas cette pression abdominale, avec la tendance à la surcharge veineuse rachidienne consécutive est largement compensée par l'aspiration thoracique qui agit comme force antagoniste en attirant le sang veineux rachidien vers l'extrémité supérieure de la colonne veineuse.

L'élimination des deux premières hypothèses, pour expliquer le maintien d'une quantité constante de liquide dans le crâne malgré l'entraînement respiratoire du sang veineux conduit à admettre que c'est du sang artériel qui se substitue à du sang veineux entraîné vers le thorax.

Les artères, en effet, en vertu de leur force élastique, restent suffisamment tendues pour ne pas subir l'influence de l'action aspiratrice qui s'exerce vers le thorax. Bien plus le sang veineux en affluant vers le poumon pendant l'aspiration produit sur l'appareil artériel un excès de pression ; en même temps le sang du poumon se déverse librement dans les veines pulmonaires et l'oreillette gauche qui le transmet au ventricule gauche ; celui-ci à son tour l'envoie dans les artères. Donc on peut dire que le départ d'une plus grande quantité de sang veineux du crâne pendant l'inspiration est compensé par l'afflux plus abondant du sang artériel, comme le faisait déjà supposer l'élévation de pression dans la carotide pendant l'inspiration. Ces idées déjà émises par CARSON et HAMERNICK (1848) ont été reprises ces dernières années par Mosso.

L'afflux artériel suffit à compenser l'écoulement veineux, et le cerveau pendant l'inspiration reçoit une plus grande quantité de sang artériel.

Il faut ajouter qu'en même temps que le sang artériel se déverse plus abondamment pendant l'inspiration dans les vaisseaux afférents au crâne, la résistance que doit éprouver le sang en pénétrant dans le cerveau, est diminuée par le fait même de l'évacuation facile du sang veineux.

Tels sont les phénomènes qui se passent dans les conditions normales de l'inspiration. Dans l'effort de l'inspiration au contraire, la quantité de sang veineux attirée vers le thorax est encore plus abondante ; mais en même temps que s'exerce cette aspiration du côté du système veineux, le système artériel lui-même ne peut se soustraire à la force aspiratrice. L'équilibre est rompu entre la déplétion veineuse et la réplétion artérielle intra-crânienne. Les artères sont impuissantes à maintenir à l'état constant le contenu liquide de la cavité crânienne ; leurs parois élastiques reviennent sur elles-mêmes comme dans le cas d'hémorrhagie abondante. Dans ce cas il se produit une véritable anémie cérébrale comme en témoignent les troubles vertigineux que l'on peut constater sur soi-même.

Dans le deuxième temps de la respiration, c'est-à-dire pendant *l'expiration*, le vide formé par l'inspiration dans la cavité thoracique tend à disparaître. L'appel énergique du sang veineux vers le cœur cesse momentanément pour réapparaître bientôt à la nouvelle inspiration. Dans l'effort d'expiration l'obstacle à la rentrée du sang veineux augmente dans le thorax. Le sang veineux s'accumule dans les cavités crâniennes et rachidiennes, comme dans toutes les autres régions du corps. Mais en même temps le sang artériel continue à affluer vers le cerveau à chaque systole cardiaque et est soumis à une pression croissante qui atteint bientôt son maximum. Les parois artérielles supportent une pression intérieure croissante à laquelle elles résistent grâce à leur force élastique, mais aussi, grâce au soutien extérieur qu'elles rencontrent dans le liquide sous-arachnoïdien. Ce liquide n'abondonne pas la cavité crânienne pendant l'effort, il y est maintenu par la distension du plexus rachidien due à l'excès de pression thoraco-abdominale et s'immobilise dans l'une et l'autre cavités. Dans de bonnes conditions de résistance des artères, le danger des ruptures est évité ; mais s'il existe des altérations vasculaires, la haute pression à laquelle elles sont soumises peut en déterminer la rupture.

Les veines encéphaliques qui ne peuvent se déverser librement acquièrent une pression intérieure exagérée qui est encore accrue par l'arrivée incessante du sang artériel ; celui-ci grâce à la forte pression à laquelle il est soumis chasse encore un peu de sang veineux pour se faire place ; mais un moment arrive où le système pulmonaire et partant le système artériel sont vides de sang. Aussi l'apport artériel diminue rapidement à mesure qu'augmente l'obstacle à sa pénétration dans le crâne, si bien qu'à la fin d'un effort moyen, l'encéphale est gorgé de sang veineux et le système artériel peu rempli.

Dans cette étude nous avons passé en revue quelques particularités ayant trait à la circulation veineuse intra-crânienne. Elles sont également applicables à la circulation intra-rachidienne.

En effet la circulation du sang et les mouvements du liquide sous-arachnoïdien sont en rapport intime avec la circulation du sang et les mouvements du liquide dans la cavité rachidienne qui communique avec la cavité crânienne.

Nous venons d'étudier les conditions de la circulation encéphalique veineuse en supposant le sujet à l'état de repos physique absolu, voyons maintenant quelques-unes des influences mécaniques qui peuvent intervenir pour la modifier.

Le passage de l'attitude horizontale à l'attitude élevée produit des phénomènes dans la circulation veineuse encéphalique analogues à ceux de la pesanteur. Le courant veineux est considérablement augmenté ; la pression positive des confluents des sinus qui était de 7 à 8 $^{m}/_{m}$, fait place à une pression négative de plusieurs millimètres. L'influence de la déclivité du corps est telle que l'air peut s'introduire dans les veines si la cavité des sinus est ouverte à l'extérieur. Sur des jeunes animaux que l'on vient de tuer, et chez lesquels les mouvements respiratoires ne peuvent plus être mis en cause, les mêmes phénomènes peuvent encore se produire.

La position inverse produit un excès de pression très notable à l'intérieur du crâne. Cette augmentation de pression qui pourrait amener des troubles fonctionnels d'une haute gravité sont heureusement compensés par l'activité des mouvements respiratoires et par le ralentissement des battements du cœur, et surtout par la pression latérale des artères.

Art. II. — **Circulation des veines du cou.**

Nous avons vu que l'on pouvait établir une division anatomique des veines du cou en deux groupes distincts : cette division trouve aussi sa raison d'être au point de vue physiologique. Les veines du groupe antérieur (jugulaire interne, jugulaire externe, jugulaire antérieure) sont maintenues béantes près de leur terminaison par des aponévroses qui les mettent à l'abri de la pression atmosphérique. En vertu de cette disposition particulière, la circulation veineuse se fait avec la plus grande facilité, l'action de l'aspiration cardiaque et de l'aspiration thoracique ne pouvant être entravée.

D'autre part, leur voisinage près de la partie supérieure du thorax les soumet plus directement peut-être que les autres veines du corps à l'influence des révolutions cardiaques.

La systole du ventricule gauche lance 180 grammes de sang en dehors de la poitrine à chaque pulsation cardiaque, il doit nécessairement se produire à ce moment un renforcement du vide thoracique et un appel d'air et de sang vers la poitrine ; c'est ce que les expériences de HUMBERT, MAREY et VOIT sont venu démontrer. LANDOIS et MOSSO admettent encore qu'à cette diminution du volume du cœur vient s'ajouter encore un autre facteur concourant à produire l'augmentation de la capacité thoracique : c'est la dépression du cinquième espace intercostal produite par la contraction du cœur. Le vide ainsi produit dans le thorax par l'évacuation systolique du ventricule gauche appelle donc l'air de l'extérieur en même temps le sang veineux qui se trouve ainsi aspiré en plus grande abondance à ce moment. Cette aspiration est manifeste dans les jugulaires et concourt à la production du pouls veineux.

La pulsation du ventricule droit exerce sur la circulation veineuse une action d'un mécanisme fort différent ; mais identique, quant au résultat, en déterminant une pression négative après la systole. Ce phénomène étudié par CHAUVEAU et MAREY sous le nom de vide post-systolique a été repris ensuite par GAULE et par DE JAGER. Voici en quoi il consiste : un manomètre introduit dans le ventricule indique une pression négative de 52 millimètres de mercure. Cette pression négative produit donc une aspiration intra-ventriculaire qui a vraisemblablement pour cause l'élasticité propre des parois ventriculaires. Ces parois, brusquement comprimées au moment de la systole, reviennent sur elles-mêmes, et tendent à s'écarter lorsque survient la diastole.

L'évacuation systolique du ventricule gauche et celle du ventricule droit favorisent donc indirectement la circulation de retour ; la première en exagérant le vide thoracique, la deuxième en produisant une pression négative qui se fait particulièrement sentir sur les gros troncs veineux du cou maintenus béants.

Le groupe postérieur comprend la veine vertébrale et la jugulaire postérieure avec les nombreux rameaux répandus dans les parties molles de la nuque. Ici nous voyons une foule de canaux tortueux et flexibles, maintenus béants par leurs adhérences aux parties voisines, sans valvules ou n'en présentant que de rudimentaires. Enchâssées dans les parties charnues de la partie profonde des muscles de la nuque, ces veines échappent à l'influence de la pression atmosphérique extérieure.

Le nombre des veines qui constitue ce groupe est tellement considérable, et les anastomoses sont si nombreuses que l'on pourrait considérer l'ensemble de ces veines comme un véritable plexus veineux appendu de chaque côté de la colonne vertébrale, de la peau au rachis, à travers les muscles de la nuque. De la disposition anatomique de ces veines, il résulte que le sang circule peu dans cet appareil, et qu'il y est soumis à une pression très faible. On pourrait les considérer comme un large diverticulum du sang veineux, un déversoir se remplissant en certaines circonstances en rapport avec la circulation intérieure du crâne et du thorax. Il se fait aussi une sorte de balancement du liquide sanguin entre ces veines et celles de l'intérieur du rachis : ces dernières viennent toutes se réunir dans les deux grandes veines rachidiennes d'où le sang est repris par d'autres veines qui se jettent dans le plexus extra-rachidien. La relation anatomique qui existe entre les plexus de la nuque et ceux de la cavité crânienne, incline à croire qu'il y a une relation physiologique entre ces deux ordres de veines. Le vaste appareil postérieur paraît donc devoir être envisagé comme un large réservoir où passe l'excédent du liquide veineux.

Le mélange des plexus de la nuque aux fibres musculaires

doit aussi donner aux vaisseaux qui les composent la facilité de se vider sous l'influence des contractions musculaires. Cette force additionnelle est d'autant plus utile ici que l'aspiration thoracique ne saurait avoir sur les canaux tortueux de ces plexus la même action que dans les gros troncs rectilignes qui composent l'appareil antérieur.

D'autre part, nous savons que les veines du cou sont réunies entre elles par des anastomoses considérables ; les expériences du professeur SAPPEY ont démontré que l'oblitération d'un des gros troncs veineux ne peut à elle seule entraver le cours dù sang. Si l'on pousse une injection dans le sinus longitudinal supérieur, après avoir fait la ligature des deux jugulaires internes à la partie moyenne, l'on voit que toutes les veines du cou, les troncs brachio-céphaliques et la veine-cave supérieure sont remplis de matière à injection. Ceci prouve qu'à côté des veines principales du cou il existe une grande voie latérale toujours ouverte et toujours suffisante qui met à l'abri des œdèmes et des accidents cérébraux. Cette loi a, du reste, été confirmée par le fait de TACHERON. Une femme de cinquante-et-un ans reçoit plusieurs coups de couteau dans le cou et meurt quinze jours après ses blessures. A l'autopsie on trouve un caillot fibrineux remplissant complètement le calibre de la jugulaire interne. La malade n'avait jamais présenté d'accidents cérébraux.

Pouls veineux. — C'est principalement au cou que se manifeste ce phénomène. Mosso croyait qu'il était du à l'affaissement produit par l'aspiration systolique du ventricule. FRANÇOIS FRANCK en a donné une explication juste : le soulèvement correspond à la systole auriculaire et l'affaissement à la systole ventriculaire. Dans le premier cas la contraction de l'oreillette produit un arrêt circulatoire momentané avec reflux du sang veineux dans les jugulaires ; d'où premier soulèvement. Pendant la diastole auriculaire il y a appel de sang dans l'oreillette :

ainsi se produit l'affaissement des jugulaires qui s'observe même si la cage thoracique est ouverte. Le pouls veineux a lieu aussi pendant la systole ventriculaire dans certains cas pathologiques ; il est du alors à l'insuffisance des valvules qui laissent refluer le sang.

Conclusions. — Le choc du cœur détermine une pulsation et une expansion du cerveau (battement des fontanelles, expansion au niveau d'une trépanation, etc.). Ces pulsations cérébrales sont faciles à mettre en évidence (appareil de Mosso); l'organe est animé de battements analogues à ceux d'une ampoule extensible. Elles ont été nettement entrevues avec la valeur physiologique qu'il faut leur accorder , par LORRY , HALLER, LAMURE au siècle dernier, et RAVINA au commencement de ce siècle. Depuis, la méthode graphique inaugurée par MAREY a permis à SALATHÉ, MOSSO et GIACOMINI, FRANÇOIS FRANCK, DE SUC, ABADIE et VAILLARD d'inscrire le pouls du cerveau. Pour produire celui-ci, concourent à la fois, l'expansion du cercle de Willis, qui tend à soulever le cerveau en bloc, le battement des artères de la pie-mère au sein du liquide sous-arachnoïdien, mais surtout l'expansion du corps des hémisphères cérébraux eux-mêmes. Pendant ce choc, qui correspond à une systole cardiaque et à une diastole des artères encéphaliques, il pénètre une certaine quantité de sang dans le cerveau. Mais le cerveau, on le sait, est un organe qui n'aime pas la compression. De toute nécessité il doit être baigné par une quantité de sang toujours sensiblement égale. Pour remplir cette condition importante, à chaque fois qu'il entre une certaine quantité de sang dans le crâne, il faut donc qu'il en sorte une quantité à peu près équivalente d'un liquide quelconque, sang ou autre.

Eh bien, ce liquide qui s'échappe à chaque pulsation cardiaque, quel est-il ? Est-ce du sang veineux? Est-ce le liquide céphalo-rachidien? Longtemps on a soutenu que la pression intra-crânienne était maintenue en équilibre par le va et vient du liquide sous-arachnoïdien qui aurait fui dans le canal rachidien à l'approche du sang dans le crâne et serait ensuite remonté dans le crâne au moment du passage du sang de l'encéphale dans le système de la veine cave supérieure. Mais aujourd'hui nous savons que ce qui fuit au devant du sang artériel qui pénètre dans le crâne, c'est surtout le sang veineux, ainsi que le prouve un manomètre introduit dans un jugulaire, tandis que le déplacement du liquide sous-arachnoïdien expulsé du crâne ne dépasse pas la région cervicale et que très certainement il ne commande pas aux mouvements expansifs observés au niveau des trous de conjugaison de la région lombaire, lesquels sont sous la dépendance d'expansions artérielles locales. — Un manomètre introduit au niveau de l'espace occipito-atlantoïdien a montré à François Franck : 1° que pendant les respirations ordinaires, il n'y a aucun changement, tandis que les résultats sont positifs pour les effets cardiaques ; — 2° que les déplacements du liquide sous-arachnoïdien s'exagèrent quand l'évacuation veineuse encéphalique devient moins facile ; — 3° que le volume du liquide déplacé est toujours minime et en raison inverse du volume du sang veineux expulsé du crâne ; — 4° que les effets rythmés avec le cœur ne s'étendent qu'à une très faible distance dans le rachis. La circulation veineuse de la tête et du cou s'effectue comme nous venons de le dire pendant le repos et le travail ordinaire et courant. Pour permettre le mécanisme de l'effort, la nature a doté l'organisme de conditions mécaniques nouvelles. Qu'on se rappelle l'énorme différence de nombre et de volume qu'il y a entre les artères du cou et de la tête d'une part, et l'on sera amené à se dire que dans ces différences entre la capacité du système artériel et du système veineux de la tête sont contenues les conditions mécaniques en rapport avec l'écoulement du sang et la pression vasculaire constante intra-crânienne. Partout, en effet, nous rencontrons plusieurs veines satellites pour une seule artère ; dans le crâne de vastes sinus veineux munis par dessus le marché de lacs sanguins qui sont de véritables déversoirs, des réservoirs où peut se réfugier momentanément le sang veineux ; dans le canal intertransversaire, non pas une veine satellite de l'artère vertébral, mais un véritable plexus veineux qui environne le tronc artériel ; dans le canal rachidien, non pas des troncs longitudinaux ou transversaux simples, répondant aux artères spéciales, mais de vastes et larges plexus d'une capacité beaucoup plus considérable que celle des troncs artériels ; dans l'épaisseur des muscles de la nuque, un vaste plexus, dans le cou, de très grosses veines, des veines jugulaires dont le volume total dépasse trois ou quatre fois celui des carotides et des vertébrales. Si l'on se demande pourquoi cet énorme développement veineux en comparaison du développement artériel veineux de la face, on sent que cette disposition était nécessaire pour conserver l'équilibre vasculaire de la tête et mettre le cerveau à l'abri de toute congestion et de toute compression. Que serait-il arrivé, en effet, au moment d'un violent effort, au moment où la poitrine fixée et maintenue en immobilité, met obstacle à la rentrée du sang dans le cœur, si ce vaste appareil veineux intra-crânien et intra-rachidien n'avait pas existé ? Continuant à être chassé vers la tête par les coups de pompe cardiaque, le sang n'aurait pas tardé à encombrer le cerveau, il serait survenu de la congestion, de la compression avec toutes leurs conséquences (perte de connaissance, chûte, etc.) Les sinus crâniens, mais surtout les sinus sous-crâniens et rachidiens jouant le rôle de déversoirs ont maintenu l'équilibre ; grâce à eux le sang veineux a pu trouver un refuge, un déversoir, où il s'est échappé, en attendant que la mécanique respiratoire et la mécanique musculaire soient revenues à leur état ordinaire, pour pouvoir reprendre le chemin habituel et rentrer dans les troncs collecteurs des veines de la tête et du cou pour retourner au cœur.

Il ne faut confondre les mouvements vasculaires du cerveau avec les mouvements de totalité, les déplacements en rapport avec la position du corps, admis par Luys ; car ces derniers dans les conditions ordinaires et normales paraissent ne pas avoir lieu. Ces déplacements ne peuvent se faire, en effet, comme l'a démontré Marc Sée, en particulier, que lorsque le liquide céphalo-rachidien a été évacué du crâne par la pesanteur et la pression atmosphérique combinées; le cerveau, placé dans des conditions d'équilibre convenables, peut, en effet, se déplacer. Mais si une simple fenêtre faite au crâne permet d'arriver à ce résultat, c'est là un effet artificiellement obtenu, que rien ne permet d'admettre à l'état normal. Quand on ouvre le crâne sur un sujet en attitude verticale, on permet au liquide céphalo-rachidien et au fluide sanguin qui y sont contenus, de s'échapper sous l'action de la pression atmosphérique. Ce n'est qu'alors que le cerveau, n'étant plus soutenu ni tendu, abandonne la paroi du crâne et s'affaisse sur lui-même. Hors de là, la masse encéphalique soutenue par le liquide sous-arachnoïdien, dans lequel elle est comme un corps flottant, n'abandonne jamais la paroi interne de la capsule fibreuse durale qui l'enferme et la contient. Tout au plus pourrait-on admettre les mouvements totaux du cerveau invoqués par Luys et Colin (d'Alfort), pour les cas de changements très brusques d'attitude, comme à la suite de chutes d'un lieu élevé sur les pieds, de contusion du cerveau par contre-coup.

CHAPITRE TROISIÈME.

LES VEINES DE LA TÊTE ET DU COU

DANS LEURS RELATIONS AVEC LA PATHOLOGIE DE LA RÉGION.

ART. I. — **Plaies de la tête et du cou.**

1. *Plaies de la tête.* — Les plaies et les contusions de la face et des téguments du crâne n'ont pas de caractères particuliers qui les différencient de celles observées dans d'autres régions. Elles s'accompagnent peut-être plus que partout ailleurs d'une hémorrhagie plus abondante qui reconnaît pour cause le développement du lacis veineux qui entoure la tête. C'est ainsi que les contusions du crâne se présentent le plus souvent sous la forme de tumeurs plus ou moins considérables, contenant du sang extravasé et connues sous le nom de bosses sanguines. Mais tout l'intérêt de la question se porte sur les complications qui leur succèdent. Parmi ces complications citons l'érysipèle, l'abcès et le phlegmon diffus.

La tête est une région de prédilection de l'*érysipèle*; les différents traumatismes avec solution de continuité des parties molles, l'exposition des plaies à l'influence des agents pathogènes de l'extérieur sont des causes éminemment favorables à l'évolution de cette affection. La face y est remarquablement prédisposée, elle en est plus souvent atteinte que le cuir chevelu : il n'est pas rare de voir, en effet, l'érysipèle du cuir chevelu être le résultat de l'extension de proche en proche de l'érysipèle facial ; c'est même le cas le plus ordinaire. Or, borné à la face l'érysipèle n'est pas une maladie grave ; dans quelques cas cependant il a entraîné la mort des sujets ; mais ces cas sont rares ; et l'on peut dire qu'il ne devient vraiment redoutable, que lorsqu'il s'étend au cuir chevelu. Souvent à ce moment éclate un délire intense qui semble indiquer la propagation du mal aux méninges et au cerveau. Or, comment se fait cette propagation de l'inflammation érysipélateuse ? Si nous nous souvenons des moyens de communication vasculaire qui existent entre l'intérieur du crâne et l'extérieur par l'intermédiaire des canaux diploïques, cette question sera vite résolue : l'inflammation, limitée d'abord à la face a gagné le réseau veineux du cuir chevelu ; cette phlébite elle-même s'est propagée, elle a envahi les nombreux vaisseaux du diploé : d'où son extension sur une grande surface des méninges et du cerveau. On a dit que cette propagation pouvait se faire par les vaisseaux de l'orbite ; si elle est possible, elle paraît, en tout cas, moins facile. En effet, l'érysipèle de l'orbite n'est en somme qu'un érysipèle facial ; et précisément les érysipèles, bornés à la face, nous venons de le dire, entraînent rarement la mort et ne provoquent jamais de complications cérébrales.

Par le même fait, les abcès et les phlegmons diffus de la tête, consécutifs aux traumatismes souvent aussi aux érysipèles eux-mêmes, peuvent devenir une cause de méningo-encéphalite en déterminant la phlébite des veines émissaires du diploé ; ajoutons encore la propagation du phlegmon aux couches sous-périostiques et par suite aux os eux-mêmes : conséquences qui peuvent être le point de départ de pyohémie et d'infection purulente.

Un simple furoncle de la face, une petite écorchure du nez, peuvent être l'occasion d'un érysipèle de la face, si surtout, le sujet fréquente des milieux où sévit cette affection, — et cet érysipèle peut à son tour donner lieu à une phlébite de la veine faciale, qui gagne la veine ophthalmique et peut devenir le point de départ d'un thrombus du sinus caverneux, d'une méningo-encéphalite, finalement aboutir à la mort. Les annales de la chirurgie la plus moderne nous fourniraient encore des cas de ce genre si nous voulions les rapporter.

Quelles conclusions pratiques tirer de l'exposé de ces faits? C'est que toute plaie de la tête si petite qu'elle soit, doit être traitée avec le plus grand soin afin de parer aux suites redoutables qu'elle peut amener. Après avoir arrêté l'hémorrhagie par une compression douce pratiquée exactement sur la plaie, on pratiquera un lavage avec une solution antiseptique afin de la débarrasser des corps étrangers qui peuvent s'y rencontrer; chaque fois qu'il sera possible, on en rapprochera les lèvres dans le but d'obtenir la réunion par première intention et on appliquera un pansement occlusif au salol, à l'iodoforme, etc. J. L. Petit a signalé comme cause d'inflammation érysipélateuse de la plaie et de son voisinage, l'introduction des cheveux dans les solutions de continuité des téguments ; dans les plaies des téguments du crâne, il faudra donc raser les cheveux dans une certaine étendue autour des bords de la plaie. Une variété toute spéciale des plaies des téguments du crâne et qui néanmoins appartient aux plaies contuses consiste dans les plaies qui résultent des projectiles de guerre. Le pourtour des plaies par armes à feu doit être rasé, comme dans les cas ordinaires, mais la contusion des tissus étant toujours très violente et devant amener dans le plus grand nombre de cas la formation d'eschares qui seront éliminées, il convient de ne pas chercher la réunion de ces plaies par première intention, et de les recouvrir de compresses antiseptiques fréquemment renouvelées de façon à empêcher toute suppuration.

Si malgré ces précautions, l'érysipèle a envahi les parties malades, il faudra avoir recours immédiatement aux pulvérisations phéniquées locales et à une médication antiseptique interne par le salol et le naphtol. Il faudra même pratiquer des incisions sur les points qui paraissent ramollis, alors même que le pus n'est pas encore complètement formé et collecté ; et lorsque le traitement employé n'a pu empêcher la suppuration, il faut largement ouvrir les foyers, afin de donner une libre issue au liquide et de s'opposer à sa stagnation.

2. — *Plaies des veines du cou.* — Les veines du groupe antérieur (jugulaire interne, jugulaire antérieure, et jugulaire externe) étant peu protégées par les parties molles surtout au niveau de leur terminaison. sont plus facilement accessibles aux agents vulnérants que celles du groupe postérieur (jugulaire postérieure et veine vertébrale). D'autre part leur volume considérable fait entrevoir la gravité des plaies qui les intéressent à cause de l'abondance de l'hémorrhagie ; fortement bridées par des aponévroses qui les maintiennent béantes près de leur embouchure, soumises aussi plus que toutes les autres veines du corps à l'influence de l'aspiration thoracique à cause de leur voisinage près du cœur, elles peuvent facilement, quand elles ouvertes, livrer passage à l'air extérieur ; mais la richesse des anastomoses qui les réunissent au niveau de leurs origines n'explique-t-elle pas aussi la possibilité dans laquelle se trouve le chirurgien de lier un gros tronc veineux sans crainte d'interrompre le cours du sang.

Les lésions traumatiques des veines du cou ne sont pas rares ; les traumatismes les plus variés peuvent les déterminer. C'est ainsi qu'elles se produisent dans les cas de coups de couteau, coups de fleuret, coups de tranchet (duel, homicide, suicide) ou de coups de lancette : on sait, en effet, que la blessure de la jugulaire externe était très fréquente quand la saignée était en honneur. C'est dans ces différents cas principalement que l'on observe des sections plus ou moins nettes, complètes ou incomplètes des parois veineuses.

Celles de la jugulaire interne sont particulièrement à craindre : A. Séverin et Vallée en relatent plusieurs cas dans leurs observations ; Bryant en rapporte un cas qu'il emprunte à la pratique de Birkett ; Henri Gray en relate aussi un exemple dans la *Chirurgie de Holmes* ; et Samuel Cooper un troisième dans ses *Firt Lines of Surgery*. Les projectiles de guerre et les fractures comminutives du maxillaire inférieur peuvent déterminer des lésions très graves des veines du cou. Stromeyer a vu la jugulaire interne ulcérée par un fragment du maxillaire entraîné par une balle. Pœckels et Fischer ont observé la perforation de la jugulaire produite par une balle qui était venue se loger au niveau du golfe. W. Gross, enfin, a signalé un fait dans lequel un plomb après avoir perforé une paroi de la jugulaire interne était venu se loger et s'enkyster sur la paroi interne du côté opposé. Enfin les blessures des veines du cou s'observent assez fréquemment dans le cours d'opérations pratiquées à la région du cou (ténotomie), dans le cas d'extirpation de certaines tumeurs cervicales (Bégin) qui nécessitent de violentes tractions sur les parties environnantes, et de la ligature des artères, comme la sous-clavière (Rigaud), surtout pendant les efforts du chirurgien pour dénuder le vaisseau et le séparer des veines qui l'environnent. Couty rapporte un cas de blessure de la jugulaire antérieure au moment du passage de l'aiguille à séton ; il y eut introduction d'air dans la veine. Erichsen rapporte le même fait. Nicaise cite dans sa thèse deux faits dus à Verneuil dans lesquels la déchirure d'une des veines collatérales de la jugulaire interne pendant l'énucléation de tumeur, nécessita par suite d'hémorrhagie la ligature de ce gros vaisseau. Enfin l'on connaît la fréquence des blessures des veines thyroïdiennes inférieures dans le cours de la trachéotomie.

Toutes ces lésions empruntent leur gravité à l'intensité du traumatisme et à l'étendue de la surface lésée. Dans les contusions légères, en général, il se forme un trombus qui tantôt s'organise et oblitère définitivement la veine, tantôt se résorbe et le vaisseau reprend sa perméabilité. Dans les sections incomplètes des veines, dans les plaies contuses par armes à feu, la rapidité avec laquelle le caillot se forme assure l'hémostose primitive : le travail inflammatoire produit par l'endophlébite et la périphlébite aboutit rapidement à la formation de tissu de cicatrice. Les dénudations étendues guérissent même très facilement quand il ne se produit pas de réaction inflammatoire autour des veines.

Tels sont les phénomènes qui se passent quand la plaie n'est pas infectée. Il n'en est plus de même dans les cas d'infection d'emblée par un corps septique, ou secondairement comme à la suite de mortifications des parois ou de défaut de soins. La plaie veineuse peut alors aboutir aux complications les plus graves : phlébite étendue et suppurée (LECOCQ), trombose et embolie (ANGUINIARD); infection purulente, pyohémie et hémorrhagies secondaires. LANGENBECK a fait remarquer que dans les plaies par armes à feu surtout, par suite de l'escharification des parties molles qui entourent la veine, par suite de l'escharification des parois veineuses elles-mêmes, il peut s'établir un travail inflammatoire qui ramollit les caillots, les décolle et entraîne consécutivement des accidents secondaires. Parmi ces complications ultérieures, citons : l'hémorrhagie, la trombose, la phlébite, la pyohémie, etc.

Il faut noter aussi que les anévrysmes artérioso-veineux du cou reconnaissent généralement pour cause une lésion traumatique de la jugulaire interne.

Voyons maintenant ce qui survient quand le traumatisme étant plus violent, il y a ouverture d'une jugulaire. Deux symptômes principaux et immédiats dominent la scène : ce sont l'hémorrhagie et l'introduction de l'air dans le torrent circulatoire.

L'hémorrhagie est généralement de peu d'importance quand elle provient d'une veine secondaire. Elle se fait en nappe et s'arrête au moyen d'une compression bien faite. S'il y a rupture d'un gros tronc veineux et si la plaie est étroite, le sang s'écoule d'abord en jet pendant un court instant, puis en bavant; il s'épanche dans les mailles du tissu cellulaire formant ainsi une tumeur veineuse que l'on a désignée sous le nom d'anévrysme diffus veineux.

L'hémostase primitive s'obtient ici par la formation d'un caillot ou par un corps étranger (Balle) qui oblitère la veine ; dans les plaies contuses par armes à feu elle se fait rapidement grâce à la facilité que le caillot rencontre à se former au niveau des bords irréguliers et déchiquetés de la plaie. Si maintenant la plaie veineuse communique largement avec l'air extérieur, l'hémorrhagie est toujours abondante, quelquefois énorme et mortelle. L'hémostase primitive est ici difficile sinon impossible par la formation d'un caillot. Il faut alors recourir à la forcipressure d'abord, à la ligature ensuite. Dussautour a montré l'innocuité et l'efficacité dans bien des cas de la ligature ; nous avons montré dans le chapitre précédent que ni l'œdème ni les accidents cérébraux ne sont à craindre, pourvu, bien entendu, que la carotide ne soit pas liée avec la veine ; la trombose et la phlébite si fréquemment consécutives à la dénudation des grosses veines sont plus à redouter.

Doit-on appliquer lors d'une division incomplète de l'une des veines du cou une ligature latérale? Défendue autrefois par Biroud, Pollin, Hueter, etc......, la ligature latérale a été rejetée par Pirogoff, Nicaise, Billroth, Tillaux, etc... .. Guthrie, dans un fait lui appartenant, attira au dehors les lèvres de la division du vaisseau avec un ténaculum et les entoura d'une ligature ; le malade succomba le huitième jour à une hémorrhagie artérielle, et on trouva la blessure guérie avec conservation du canal du vaisseau. Deux fois Nélaton appliqua le même moyen et deux fois survinrent des hémorrhagies consécutives mortelles ; Poulet, dans sa statistique, rapporte que sur sept ligatures latérales, il y eut cinq cas de mort. Aussi, en présence de ces insuccès, la plupart des chirurgiens suivent-ils la conduite tenue par VERNEUIL, c'est-à-dire pratiquent d'emblée la ligature circulaire du vaisseau. Cependant, dans ces dernières années, PILCHER a rapporté quelques cas nouveaux de guérison de ligature latérale veineuse. Il semble qu'elle doit être employée pour la jugulaire externe et la jugulaire antérieure, pour lesquelles elles donnent presque toujours des succès, et d'une façon générale elle doit être appliquée pour toutes les plaies incomplètes, toutes les fois que l'hémorrhagie ne nécessite pas immédiatement la ligature circulaire. Quoiqu'il en soit, toute ligature doit être faite avec un fil de catgut fin et absolument aseptique. Terminons en disant que la ligature circulaire doit toujours porter sur les deux bouts de la veine divisée ; en effet, à cause de l'absence de valvules et de l'aspiration thoracique, il peut arriver que le sang reflue par le bout inférieur, et que l'air s'engage dans les vaisseaux..

Une autre complication, non moins redoutable que l'hémorrhagie, est l'introduction de l'air dans le torrent circulatoire. Cet accident est indiqué par un sifflement, glouglou, gargouillement que l'air détermine en pénétrant dans la circulation et par l'état syncopal du sujet : dans certaines observations on a indiqué aussi la sortie, par la solution de continuité veineuse, de sang spumeux pendant les mouvements expiratoires de la poitrine. Les observations d'entrée de l'air dans le système circulatoire par suite de lésions de veines petites et moyennes (LE FORT, VERNEUIL), le plus souvent des veines volumineuses (GIRALDÈS, TRELAT), ne manquent pas dans la science. Le dernier et le plus important travail paru sur cette question est celui de COUTY. L. COUTY en a rapporté un grand nombre de cas qui sont surtout relatifs à des blessures de la jugulaire interne, de la jugulaire externe et de la jugulaire antérieure dans le cours d'énucléation de tumeurs du cou. Il a rapporté neuf cas d'introduction d'air par la jugulaire externe, cinq cas par la jugulaire interne et deux cas par la jugulaire antérieure. Cet accident, quelque terrible qu'il puisse être, n'entraîne pas toujours la mort, car à côté des cas de Barlow, de Roux, de Mirault (d'Angers), de Gorré qui se terminèrent fatalement, nous pouvons en placer d'autres appartenant à John Warren, à Delaporte, à Bégin, à Mayor et à Brodie, toujours relatifs à l'ablation de tumeurs du cou qui ne furent pas aussi malheureux. Tout récemment (1890), un accident de ce genre s'est produit à l'Hôtel-Dieu de Lyon. Pendant l'ablation d'une tumeur du sein ou plutôt des ganglions axillaires, la veine sous-clavière fut ouverte. Il en résulta l'entrée de l'air dans les veines et la mort presque immédiate. Couty propose dans ces cas de fermer tout de suite l'orifice du vaisseau ouvert en le comprimant avec un doigt, puis ranimer le blessé, pratiquer la respiration artificielle, et recourir à tous les moyens employés contre la syncope et l'asphyxie.

D'après ce que nous venons de dire, on voit avec quelles précautions les plaies des veines du cou doivent être traitées immédiatement et ultérieurement.

Art. II. — **Plaies traumatiques ou opératoires du crâne.**

Les lésions vitales, d'origine tramautique ou spontanée peuvent aussi retentir d'une façon fâcheuse sur les méninges et le cerveau : l'ostéo-périostite à forme suppurative, la carie et la nécrose, en se compliquant de phlébite des canaux du diploé transmettent l'inflammation jusqu'aux sinus et à l'encéphale. N'est-il pas fréquent, en effet, de voir la carie des cellules mastoïdiennes succédant aux inflammations suppuratives de la muqueuse de l'oreille moyenne s'étendre jusqu'au sinus latéral. La méningo-encéphalite, la pyohémie et l'infection purulente en sont les plus funestes conséquences.

Indépendamment de ces lésions qui n'intéressent l'appareil veineux que d'une façon indirecte, nous devons étudier l'influence des traumatismes violents du crâne qui s'accompagnent généralement de complications où le système veineux crânien entre immédiatement en ligne de compte. Les blessures des sinus avec perforation à l'extérieur sont les plus graves; cet accident qui est très rare peut être suivi de l'introduction de l'air dans les veines : la mort en est presque toujours la conséquence. En général, les vaisseaux peuvent être atteints par le corps vulnérant lui-même (balle, coup d'épée, coup de couteau) ou par la pointe d'un fragment osseux : Percival Pott et Hueter rapportent des cas de perforation du sinus longitudinal supérieur par une esquille osseuse; d'autres fois ils peuvent être rompus par la secousse que le choc imprime à toutes les parties du cerveau, ou rompus par arrachement dans le cas de décollement de la dure-mère. L'hémorrhagie et l'épanchement sont le résultat de ces lésions vasculaires. Le sang veineux qui s'écoule à la suite des blessures du crâne peut venir de différentes sources; il peut être fourni par les vaisseaux du diploé et par les prolongements vasculaires qui existent à la surface de la dure-mère, par les différents sinus, et par les veines qui entourent et traversent le cerveau. Les vaisseaux importants et le plus souvent atteints sont le sinus longitudinal supérieur, le sinus coronaire, caverneux et transverse. Une autre source d'hémorrhagie veineuse est celle qui provient de la veine méningée moyenne antérieure dont la rupture est assez fréquente; son volume et la fragilité de ses parois l'exposent aux traumatismes davantage peut-être que l'artère. Suivant la forme des blessures, le sang s'écoule au dedans ou au dehors du crâne: l'hémorrhagie par elle seule peut entraîner la mort, ce qui toutefois paraît assez rare; les seules hémorrhagies inquiétantes sont celles qui proviennent d'une blessure profonde d'un sinus important.

Quand le sang s'épanche à l'intérieur du crâne, il constitue l'épanchement intra-crânien. Ce dernier se rencontre le plus communément entre la dure-mère et les parois du crâne ; on l'a rencontré quelquefois dans l'intervalle des méninges, dans la cavité de l'arachnoïde, autour de la pie-mère ; d'autres fois au milieu de la substance cérébrale et dans les ventricules. Il se fait au niveau du point frappé ; ou, au contraire dans un point diamétralement opposé, ou plus ou moins éloigné. Son apparition détermine des accidents de compression brusque du cerveau: cette compression peut, du reste, s'exercer sur une large surface, ce qui est le cas le plus favorable, ou sur un point plus ou moins étroitement limité, cas dans lequel ses effets seraient plus fâcheux.

Dans la majeure partie des cas les épanchements sanguins se résorbent, mais il ne faut pas oublier qu'ils peuvent agir consécutivement comme épine inflammatoire produisant la méningo-encéphalite ; ils peuvent être envahis par l'inflammation et suivis de suppuration produisant la pyohémie et l'infection purulente. Cette production de pus peut se faire très rapidement ou avec une grande lenteur. Nous citerons, comme exemple, l'observation suivante de Luther Holden. Un garçon de 10 ans se fractura le crâne le 10 juillet 1871. Il était considéré comme guéri, lorsqu'un an après, il tombe dans une cave. Pendant le cours des trois semaines qui suivirent cette chute, il eut douze attaques d'épilepsie, puis parut se porter bien pendant quatre mois. Le 8 décembre 1872 il fut pris d'accidents cérébraux qui allèrent en s'aggravant. Le 10 mars 1873 il était dans le coma absolu depuis plusieurs jours, lorsqu'on lui appliqua une couronne de trépan sur le centre de son ancienne fracture. On donna issue à cinq onces de pus fétide. Le malade guérit. Cette observation plaide une fois de plus en faveur de la trépanation du crâne, alors même que le diagnostic est mal établi.

Art. III. — **Affections de la peau et du tissu cellulaire sous-cutané de la tête et du cou dans leurs rapports avec le système veineux.**

Indépendamment de l'érysipèle, dont nous avons parlé en étudiant les lésions traumatiques des téguments du crâne, le furoncle et l'anthrax sont deux affections cutanées fréquemment observées à la tête et au cou ; d'apparence si bénigne, ils empruntent pourtant à la richesse vasculaire de ces régions un caractère tout particulier de gravité. En effet, les cas de mort consécutifs au développement d'un simple furoncle sur la lèvre ou sur la paupière ne se comptent plus. Or, dans toutes les autopsies, l'existence constante de la phlébite de la face a été constatée; l'inflammation envahissant la veine faciale, s'est propagée par la veine ophthalmique aux sinus de la dure-mère, amenant ainsi l'infection purulente ou provoquant une méningite rapidement mortelle. L'anthrax de la nuque moins redoutable que celui de la face, peut se compliquer aussi de phlébite du côté des veines rachidiennes ou des sinus crâniens. Broca a vu, comme terminaison de l'anthrax de la nuque, l'ouverture du canal vertébral. Dans une autre observation fort curieuse il a constaté une dénudation de la protubérance occipitale et, à l'autopsie, il a pu s'assurer que la phlébite s'était propagée par le diploé à l'un des sinus de la dure-mère : le malade avait succombé en proie aux symptômes de l'infection purulente. C'est en raison de la gravité de ces affections, qu'il est généralement recommandé de favoriser le plus rapidement possible l'élimination des parties mortifiées par de larges débridements au bistouri ou mieux encore au thermo-cautère.

Les inflammations du tissu cellulaire sous-cutané (abcès, phlegmons diffus), que l'on rencontre à la tête, peuvent être suivies des mêmes complications que celles qui sont déterminées par l'érysipèle. L'inflammation de l'un des nombreux plexus appendus à la base du crâne peut être aussi le point de départ de phlébites des sinus. En juillet 1885, se présentait à l'Hôtel-Dieu un malade qui au cours d'une amygdale flegmoneuse droite, eut de l'exorbitis du même côté ; le lendemain de son admission, l'œil gauche se prend à son tour ; l'état général s'aggrave rapidement et la mort survient le 4e jour au milieu des signes non équivoques d'une phlébite suppurée des veines ophthalmiques et des sinus caverneux, diagnostic que confirma pleinement la nécropsie. Au cou, le développement de collections purulentes dans le voisinage des gros troncs veineux provoque quelquefois des accidents redoutables. Outre la phlébite, la trombose, l'embolie et l'infection purulente, signalons les hémorrhagies, les ulcérations et les perforations. On a vu des hémorrhagies graves survenir à la suite d'ouverture d'adénophlegmon suppuré du cou, soit chez des enfants et principalement au moment de la convalescence de fièvres éruptives (scarlatine) soit chez les adultes ; ces écoulements sanguins, se manifestant quelques jours et même quelques semaines après l'ouverture de la collection purulente, reconnaissent évidemment pour cause une altération des parois vasculaires. Sur 38 cas d'ulcérations des vaisseaux du cou par des abcès de cette région recueillis par W. Gross, douze fois la veine jugulaire interne a été intéressée, la veine jugulaire externe une seule fois : la mort a été la conséquence de cette complication et a succédé le plus souvent à des hémorrhagies multiples ; dans trois cas seulement la mort a été foudroyante. Trélat et Malassez ont publié dans la *Gazette des hôpitaux* un cas de phlegmon diffus dans lequel le pus, envahissant le médiastin antérieur, occasionna une phlébite de la veine jugulaire interne. Narbonne et Schutzenberger signalent également la phlébite de cette veine. Perier a observé un cas d'abcès ganglionnaire du cou terminé fatalement par ulcération de la veine jugulaire et hémorrhagie consécutive ; il s'agissait d'un enfant de 3 ans chez lequel un abcès du cou s'était développé très rapidement ;

une incision, n'intéressant seulement que la peau et faite avec la plus grande précaution, donna issue à du pus suivi immédiatement d'un flot de sang veineux considérable ; cette hémorrhagie fut arrêtée par la compression de la plaie, mais elle se reproduisit pendant les trois jours suivants et le quatrième jour elle fut accompagnée d'un accès de suffocation qui enleva le malade. A l'autopsie, la veine jugulaire interne était ulcérée dans une étendue de 3 centimètres.

Ces phlébites des gros troncs veineux s'accompagnent généralement de troubles cérébraux, dus à des coagula sanguins qui se forment dans les sinus. Ces coagulations ne sont pas toujours dues à l'inflammation ; elles peuvent être simplement le résultat de l'arrêt du sang dans les vaisseaux par suite de la compression exercée sur eux par les collections purulentes de la région profonde du cou.

En présence d'un abcès du cou dont nous connaissons les dangers vis-à-vis des troncs veineux seulement, il faut donc intervenir d'une façon hâtive ; l'ouverture de bonne heure est la règle de conduite suivie de nos jours : Spender conseille même (dans un article publié dans le *Journal de médecine de Bruxelles*), à propos des abcès du cou observés à la suite de la scarlatine, d'en faire l'incision avant que la suppuration y soit bien établie ; l'incision tardive, selon lui, est pleine de danger.

Art. IV. — **Rapports des sinus et des veines de la tête et du cou dans leurs tumeurs et opérations.**

Certaines tumeurs vasculaires se rencontrent plus fréquemment à la tête et au cou que dans les autres régions du corps. Cette fréquence relative est due très certainement à la richesse vasculaire des parties qui nous occupent. On sait en effet que les nœvi, les angiomes, les tumeurs érectiles veineuses ne sont pas rares à la face et au cou; les observations d'anévrysmes artério-veineux des régions carotidienne et temporale sont nombreuses; l'une des formes du goître est également caractérisée par le développement des artères et des plexus veineux du corps thyroïde, amenant ainsi l'hypertrophie de la glande. Les *anévrysmes artério-veineux de l'orbite* ne sont pas très rares. Tout récemment (8 mai 1891) R. WILLIAMS, WHERRY, FROST, SILCOCK, TATHAN-THOMSON, CROSS en rapportèrent un certain nombre d'exemples à la *Société ophthalmologique du Royaume-Uni*. Tout le monde connaît l'observation de BARON (1835), celle d'HISCHFELD (1858) et les deux cas si remarquables de NÉLATON qui sont rapportés dans les ouvrages classiques. Le premier malade de NÉLATON succomba à la suite d'épistaxis abondantes et répétées ; son second à la suite de la ligature de la carotide primitive. CH. LEE a vu, à la suite d'un cas de ce genre, la veine angulaire très dilatée se rompre, donner lieu à une hémorrhagie grave, et secondairement à la perte de la vue. Aussi est-il pour l'intervention opératoire. R. WILLIAMS, pour son compte, lia avec succès la carotide primitive dans un cas de ce genre. De fait, DELENS qui a réuni dans sa thèse (1870) 33 cas de ligature de la carotide primitive pour des tumeurs vasculaires pulsatiles de l'orbite (non cancéreuses) a relaté 66 succès sur 100 avec une mortalité opératoire de 15 p. 100. Nous ferons bien observer toutefois que ces tumeurs vasculaires, artérielles ou veineuses, sont loin d'être toutes des anévrysmes artériso-veineux ou des dilatations variqueuses de la veine ophthalmique et des branches de son territoire.

La voûte du crâne est aussi le siège de certaines tumeurs sanguines, les unes n'ont aucune communication avec l'intérieur du crâne et sont sous-cutanées, sous-aponévrotiques ou sous-péricrâniennes; d'autres au contraire sont remplies de sang veineux en communication, par l'intermédiaire d'une veine émissaire du crâne ou des canaux diploïques, avec la circulation intra-crânienne. Cette dernière variété de tumeurs est liée à une perforation osseuse d'origine traumatique ou d'origine spontanée (MIDDELDORPF). L'influence du traumatisme sur leur développement ne saurait plus être niée depuis l'observation de HUTIN et de POTT dans laquelle il s'agit d'une plaie du sinus longitudinal supérieur perforé par une esquille osseuse et mis en communication avec une tumeur extra-crânienne. HUTIN reconnut la lésion à l'autopsie du sujet.

POTT guérit son malade au moyen d'une opération des plus hardies à laquelle il fut entraîné par une erreur de diagnostic : il fit trois applications successives de trépan avant de pouvoir extraire le fragment qui avait percé le sinus et y était resté fiché.

Nous avons vu précédemment quelles conséquences fâcheuses peuvent résulter de la blessure des sinus et des veines. C'est pour cette raison que dans la trépanation il faut toujours ménager les sinus. On évitera d'ouvrir le sinus longitudinal supérieur en trépanant à une certaine distance (15 à 20 millim.) de la ligne sagittale ; le sinus latéral siégeant sur le trajet de la ligne glabello-iniaque latérale au niveau de son tiers postérieur, on l'évitera sûrement lorsque l'on voudra découvrir le cervelet en portant le trépan à 12 ou 15 millim. au dessous de cette ligne. Pour éviter le sinus latéral dans la trépanation de l'apophyse mastoïde, il est nécessaire d'ouvrir l'apophyse dans sa moitié antérieure à la hauteur du méat (CH. DEBIERRE).

Au cou les opérations sanglantes (ouverture d'abcès, de phlegmons, saignée) seront pratiquées le moins souvent possible ; dans le cas d'intervention, le thermo-cautère sera préféré d'une façon générale au bistouri. Dans la trachéotomie les lésions des veines thyroidiennes inférieures n'amène jamais de complications ultérieures : *The Lancet* renferme pourtant un exemple de plaie de ces veines suivie de mort. Mais l'hémorrhagie qui résulte immédiatement de leur ouverture revêt parfois des caractères alarmants : quand elle ne s'arrête pas au moment où s'établit la respiration, le chirurgien inondé de sang est obligé de recourir aux ligatures multiples. C'est pour éviter ces accidents que le professeur Verneuil a préconisé dans ces dernières années l'incision des parties molles au thermo-cautère.

La gravité des complications qui surviennent quelquefois dans l'extirpation des tumeurs du cou (kystes, lipomes, fibro-sarcomes, tumeurs ganglionnaires) et principalement des tumeurs profondes est bien de nature à légitimer la crainte que les chirurgiens ont d'attaquer ces tumeurs. Le plus souvent ils ne se décident à agir que si la difformité est trop choquante, si le malade réclame fermement l'intervention et surtout si la tumeur par sa position, son volume et son accroissement rapide est la cause immédiate de compression sur les organes profonds du cou. Il est même indiqué fréquemment de ne chercher qu'à parer à ces accidents s'ils deviennent assez menaçants pour compromettre la vie du malade. Bérard désignait sous le nom de zone dangereuse cette partie du cou où la présence de grosses veines maintenues sans cesse écartées par les aponévroses ambiantes, rend les opérations, portant à ce niveau si graves, que Boyer refusait d'intervenir toutes les fois que les tissus morbides étaient situés dans leur voisinage. Cette zone peut même prendre une extension encore plus irrégulière quand il s'agit de tumeurs dans lesquelles ou autour desquelles les parois veineuses, adhérentes aux tissus voisins restent béantes après leur section. C'est afin de parer aux complications (hémorrhagie, entrée de l'air) que le chirurgien s'entoure dans le cours de son opération des précautions les plus minutieuses ; il agit lentement et pratique successivement entre deux ligatures la section des veines qu'il lui est impossible de ménager. Il évite également de dénuder les grosses veines qui peuvent donner lieu alors à une trombose étendue et progressive.

Nous terminons là l'étude des applications médico-chirurgicales qui découlent de la précédente étude anatomique et physiologique.

Si nous avons été si bref, parfois si laconique, c'est que notre intention avant tout ayant été de faire l'histoire anatomique du système veineux de la tête et du cou, nous n'avions, dans les chapitres réservés aux applications physiologiques et médico-chirurgicales, qu'à déduire les conceptions des faits anatomiques assez longuement exposés et mis en évidence. A propos des déductions physiologiques et pathologiques que nous avons tracées, le lecteur chercherait donc en vain une étude didactique ou complète de la physiologie ou de la pathologie du système veineux de la tête; moins encore il trouverait une histoire achevée des maladies des régions cervicale et céphalique.

Ce qu'il trouvera, ce que nous avons uniquement cherché à montrer, ce sont les applications directes qui ressortent de l'histoire anatomique du système veineux de la région, histoire que nous avons surtout tracée d'après nos recherches personnelles, condensées en quelque sorte, en une description *moyenne*, ou plutôt en ce qui paraît être le *plan* le plus ordinaire dans ce système organique.

C'est à ce point de vue que nous avons fait allusion à de nombreuses affections de la région, qui affectent des particularités dignes d'être notées et retenues, en raison même de la situation topographique qu'elles occupent, et surtout en raison du cachet qu'elles revêtent ou des complications qu'elles peuvent acquérir, par suite de la seule disposition des veines dans la région, par suite même de leurs relations avec le système veineux. A cet égard, nous avons fait voir, croyons-nous, quel grand intérêt comporte, au double point de vue médical et chirurgical, l'étude du système veineux de la tête et du cou. Intéressante par elle-même, cette étude anatomique le devient bien davantage encore si on l'envisage dans ses résultats pratiques. Nous serons heureux si nous avons contribué à éclairer d'un nouveau jour ce chapitre si curieux de l'histoire du système veineux.

INDEX BIBLIOGRAPHIQUE.

ABADIE. Thèse de Paris, 1882.

ANGUINIARD. *Phlébite de la jugulaire, infection purul.*, (Thèse de Paris 1843).

BÉGIN. *Presse médicale*, 22 juillet 1837.

BOUCHACOURT. *Dict. encycl.* Art. *Cou*, (*path. chirurg*).

BRESCHET. *Recherches sur le système veineux* (Th. Paris, 1827).

BROCA. *Bulletin Soc. chirurg.*, 1864.

CHABBERT. *Mém. sur les veines de la face et du cou* (Thèse Paris, 1876).

COUTY. *Étude expérimentale sur l'entrée de l'air dans les veines*, (Th. Paris 1875).

CRUVEILHIER. *Traité d'anat. descriptive*, 1877.

CRUVEILHIER *Des oblitérations des veines* (In traité d'An. path., 1852).

CH. DEBIERRE. *Traité élément. d'anatomie de l'homme*, 1890.

CH. DEBIERRE. *Gaz. hebdomadaire*, N° 14, 1891, p. 159.

DUFOUR. *Mém. sur une variété nouv. de tumeurs sanguines de la voûte du crâne.* Paris, 1851.

DUPLAY et RECLUS. *Traité de chirurgie*, t. III, 1890.

FÉRÉ. *Anatomie médicale du système nerveux*, 2e éd. 1891.

FESTAL. *Recherches anatomiques sur les veines de l'orbite*, (Thèse de Paris, 1887).

FOLLIN et DUPLAY. *Traité de chirurgie*.

FOUCHER. *Les veines du cou* (Thèse de Paris, 1854).

François FRANCK et PITRES. *Dict. encycl.* Art. *Encéphale*.

Léon FREDERICQ. *Dict. encyclop.* Art. *Veines* (*anat. et physiologie*).

GAILLARD. *La phlébite des veines ophthalmiques* (Thèse de Paris, 1887).

GAYRAUD. *Dict. encycl.* Art. *Tête* (*path. chirurg*).

GEGENBAUER. *Lehrb. der anat. des Menschen*, 1883.

GOSSELIN. *Dict. de méd. et chirurg. pratiq.*

W. GROSS. *Des plaies des veines, de leur ligature et surtout de celle de la jugulaire* (In américan journ. of méd. sciences).

CH. HÉDON. *Les veines de l'encéphale* (Thèse de Bordeaux, 1889).

HENLE. *Handbuch der Gefasslehre des Menschen*, vol. III, 1876.

HOFFMANN. *Anatomie des Menschen*, 1878.

HOFFMANN. *De la ligature des veines* (Thèse de Paris, 1856).

JACQUEY. *Complic. des phlegmons de la région carotidienne*, 1876.

CH. LABBÉ. *Les sinus de la dure-mère* (Arch. de Physiologie, 1882).

DE LAPERSONNE. *Phlébite suppurée des veines ophthalmiques et des sinus caverneux* (Arch. ophthalm. Paris, 1885).

LANGENBECK. *Contrib. à la path. chirurg. des veines*, 1860.

LUSCHKA. *Zeitsch. f. rat. méd.*, t. III, p. 78.

MERKEL. *Handb. der topogr. anat.*, 1887.

MOSSO et GIACOMINI. *Arch. p. l'av. sc. méd.* Turin, 1876.

MOSSO. *Sulla circ. d. sangue vel cerv. d. uono*, 1878.

NARBONNE. *Bull. soc. anat.* 1849.

PFLEGER (Ludwig). *Des voies qui servent à la propagation de l'érysipèle* (In arch. f. cliniq. chirurg., 1873).

PILCHER. *Phil. méd. Times*, 1882.

POZZI. *Dict. encyclop.* Art. *Crâne.*

REVERDIN. *Rech. sur les causes de la grav. particul. des anthrax et furoncles de la face* (Arch. gén. de méd. et de chirurg., 1870).

RIGAUD. *Quelques faits de pratique chirurg.* (Thèse de Paris 1836).

SALATHÉ. (Thèse de Paris, 1877).

SAPPEY. *Traité d'anatomie*, 1877.

SCHULZENBERGER. *Gaz. méd. de Strasbourg*, 1866.

SÉBILEAU. Bull. de la Soc. anat., 1888.

SERVIER. *Dict. encyclop.* Art. *Face (pathol. chirurg).*

SESEMANN. *Die orbitalvenen des Menschen* (Archiv f. physiolog. de Reichert und Dubois. Raymond, 1865).

DE SUC. Thèse de Paris, 1881.

SPERINO. *Circulatione venosa del capo* (Turino, 1884).

TACHERON. *Gazette médicale*, 1837.

TADLOCH. *The american Journal off. med. sc.* 1875.

TESTUT. *Traité d'anatomie humaine*, 1890.

TILLAUX. *Anat. topogr.*, 1878.

TILLAUX. *Chirurgie clinique.*

TRÉLAT. *Gaz. médicale*, 1872.

TROUSSEAU. *Clinique méd. de l'Hôtel-Dieu*, t. I.

TROLARD. *Recherches sur l'anat. du système veineux de*

l'encéphale et du crâne (Thèse de Paris, 1868) ; *Journal de l'Anatomie*, 1890, et Arch. de Neurologie, 1890-1891.

VALLÉE. *Gazette médicale*, 1837.

VERNEUIL. *Système veineux* (Th. d'agrég., 1853).

CH. WALTHER. *Les veines du rachis* (Thèse de Paris, 1885).

WALTHER. *Observ. anatomicæ, caput IV, de venis capitis et colli*. Berolini, 1775.

INDEX ALPHABÉTIQUE DES MATIÈRES.

Lille Imp. L. Danel.

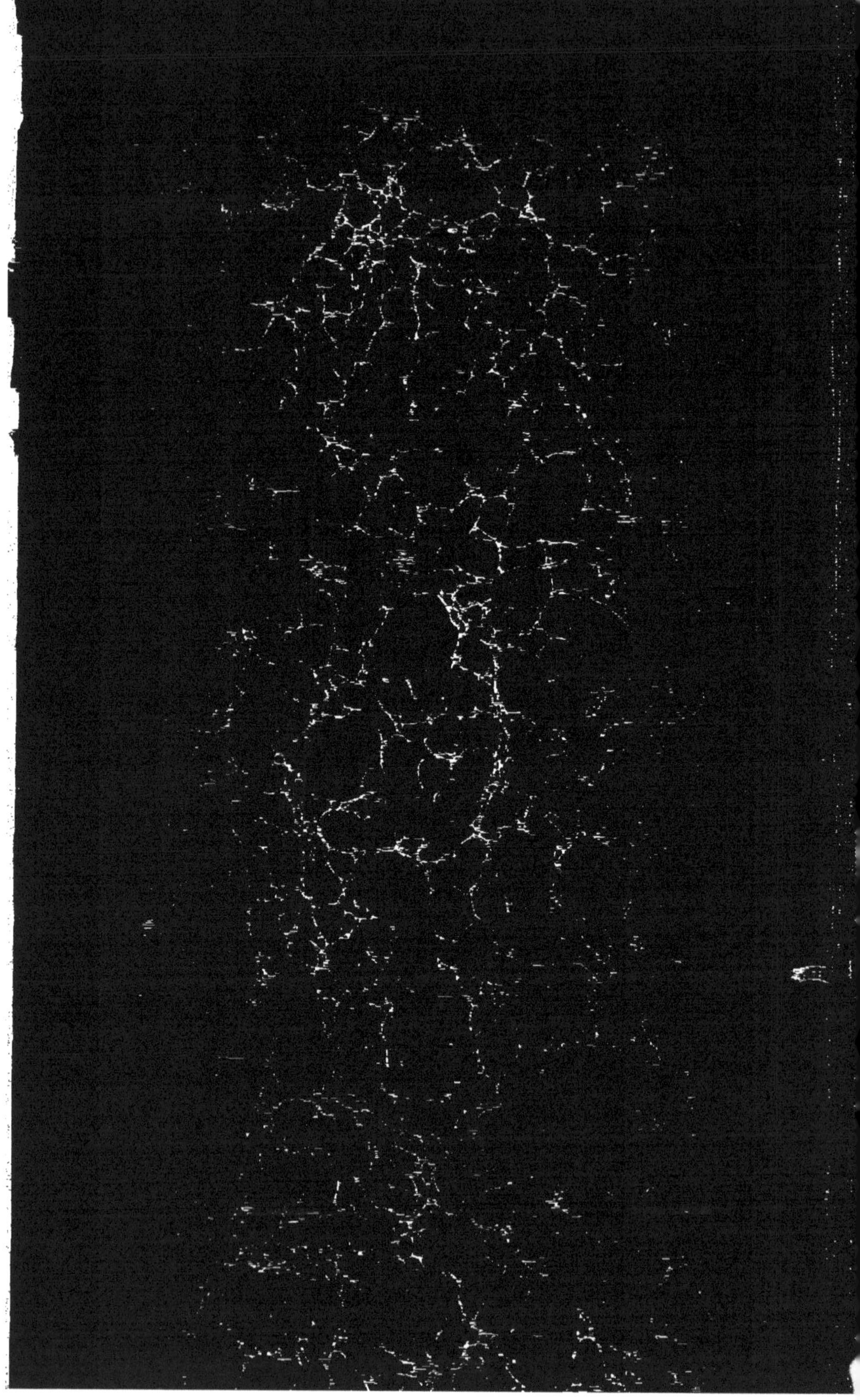

www.ingramcontent.com/pod-product-compliance
Ingram Content Group UK Ltd.
Pitfield, Milton Keynes, MK11 3LW, UK
UKHW020201200726
13856UKWH00003B/1120

9 782011 788146